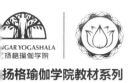

扬格瑜伽学院教材系列

辅具瑜伽习练指南Ⅲ
——倒立体式

A COMPLETE GUIDE
TO YOGA PRACTICE
WITH PROPS Ⅲ：
INVERTED ĀSANAS

[以] 埃亚勒·希弗罗尼 (Eyal Shifroni) ◎ 著

蔡孟梅◎译　　刘莲秋◎审

U0245009

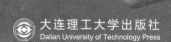

大连理工大学出版社
Dalian University of Technology Press

简体中文版 © 2020 大连理工大学出版社

著作权合同登记 06–2020 年第 106 号

版权所有·侵权必究

图书在版编目（CIP）数据

辅具瑜伽习练指南 . Ⅲ，倒立体式 /（以）埃亚勒·希弗罗尼著；蔡孟梅译 . -- 大连：大连理工大学出版社，2020.11（2021.7 重印）

ISBN 978-7-5685-2681-4

Ⅰ . ①辅… Ⅱ . ①埃… ②蔡… Ⅲ . ①瑜伽—基本知识 Ⅳ . ① R793.51

中国版本图书馆 CIP 数据核字 (2020) 第 168791 号

出品：广州龙象文化传播有限公司

辅具瑜伽习练指南Ⅲ：倒立体式

FUJU YUJIA XILIAN ZHINAN Ⅲ：DAOLI TISHI

大连理工大学出版社出版

地址：大连市软件园路 80 号　　邮政编码：116023

发行：0411-84708842　邮购：0411-84708943　传真：0411-84701466

E-mail：dutp@dutp.cn　　URL：http://dutp.dlut.edu.cn

辽宁星海彩色印刷有限公司印刷　　大连理工大学出版社发行

| 幅面尺寸：185mm×260mm | 印张：20　字数：538 千字 |
| 2020 年 11 月第 1 版 | 2021 年 7 月第 2 次印刷 |

| 项目统筹：刘新彦 | 责任编辑：邵 婉　王 元 |
| 责任校对：朱诗宇 | 封面设计：CIHG奇景创意 |

ISBN 978-7-5685-2681-4　　　　　　　定 价：108.00 元

本书如有印装质量问题，请与我社发行部联系更换。

中文版序

我非常高兴有关艾扬格瑜伽的 *Props for Yoga* 已经被翻译成中文，即将与读者见面了！这个项目的完成，要感谢大连理工大学出版社的编辑团队强力的推进，以及辛勤的努力和付出。

我很高兴瑜伽在中国受到越来越多的人们的喜爱。世界上说汉语的人太多了！在过去几年里，我很幸运地在中国开设了艾扬格瑜伽工作坊，学员们真诚和投入的学习态度给我留下了深刻的印象。

我发现在中国，人们对瑜伽有着极大的热情，对这一古老的传统可谓求知心切。

近年来，艾扬格瑜伽在中国日益流行，艾扬格大师的一些书已经被翻译成中文，拥有众多的读者。我希望本系列图书能帮助大家培养对艾扬格瑜伽的兴趣，更好地、更深入地学习、理解艾扬格瑜伽。

瑜伽属于全人类，它不应局限于某一国家或地区，也不应受到语言的限制。艾扬格大师一贯认为瑜伽是全人类的财富，每个人都可由此获益，无论年龄、健康或生活状况如何，都可以享受瑜伽的馈赠！

艾扬格大师的孙女阿比雅塔·艾扬格（Abhijata Iyengar）说道："一种辅具就像我们的一位朋友，总有精彩的展示……辅具可以给我们自由。"辅具对瑜伽练习者来说的确是非常好的朋友。它们是艾扬格瑜伽的重要组成部分，有了它们的帮助，每个人都可以练习瑜伽，而不再受年龄、健康状况的局限。辅具也是"自我学习的指南"，正如艾扬格大师所说，它们可以使我们深入地探索体式，使练习更加有趣，并使人心情愉悦。有了辅具的帮助，我们可以安全地尝试高难度的体式，也可以在体式中停留更长时间，品味体式给予我们的甘露，呼吸似乎可以渗透到身体的每个部位，把赋予生命的能量带到每一个细胞。

我相信，本系列图书定会帮助你改善练习，借由瑜伽找到内在的快乐和安宁！

最后，希望我即将出版的图书也能很快与中国的朋友们见面！

Eyal Shifroni

2020 年 6 月

致 谢

本书呈现的所有知识的源泉都是我的上师，艾扬格瑜伽方法的奠基者、瑜伽大师 B.K.S. 艾扬格先生。在瑜伽练习中运用辅具由艾扬格大师创始。他发明了各种辅具，并在经年累月中加以不断改进，这使瑜伽的练习更加丰富，使每个人都能从瑜伽的馈赠中受益。艾扬格大师离开我们已经两年多了。但是，每一天，当我回到瑜伽垫上时，都会以深深的感恩和爱意想起他，从心底感谢他给予我们如此珍贵的礼物——瑜伽。练习时，感觉他依然活在我的心里，他的声音仍然在我的脑海中回荡，呼唤我精进练习，更加细心地、完完全全地深入每个体式的核心。我感到，只要我们按照他的教导继续认真练习，他就始终活在我们心里。在此我诚挚地表达对大师的最深切的钦佩和感激。不仅因为他是我的老师，同时也因为他使世界各地无数的人们能进入瑜伽。

感谢普尚·艾扬格和吉塔·艾扬格在 RIMYI 瑜伽学院对我的指导和鼓励。

我非常有幸遇到了很多富有激情的老师，他们将自己渊博的学识与我分享，让瑜伽的练习，特别是辅具的应用，散发着光芒。在这里我无法一一列出他们的名字，在此谨表达对他们所有人的无尽的感激，尽己所能将所有这些天赋异禀的老师们传授给我的丰富知识传递给读者们。但要说明一点，如有任何错误，都是我的责任，与我的老师们无关。

本书的构思要归功于我的朋友和同事 Michael Sela 和 Sivan Goldhirsh，他们帮我出主意，制定整体结构，反复斟酌全书内容，使之更加清晰、流畅。在此我深深地感谢他们。

特别感谢来自印度孟买的高级教师 Jawahar Bangera，他阅读了全书，不但更正了其中的语法错误，改进了语言的表述，而且对我给予了热情的鼓励，使我能坚持完成这项虽有难度，但依然值得努力的工作。还要感谢来自意大利的艾扬格瑜伽老师 Karin Freschi，他是我的朋友和同事，他也阅读了全书，提出了很多中肯的意见和建议。

感谢 Zichron-Ya'akov 艾扬格瑜伽中心的所有老师们，他们提供了很多建议和反馈，特别感谢 Ravit Moar、Anat Rachmel、Michael Sela，他们是本书插图中的模特，为此花费了大量时间。作为瑜伽老师，他们的贡献远远超过了模特本身，他们提供的诸多颇具深度的意见，提升了本书的品位。Ohad Nachtomy 和 Eden Gershon 也参与了插图的摄影工作。

感谢我的学生们。他们在课堂上和工作坊中帮助实验、改善运用辅具的新的尝试。他们的实践和积极的反馈，激励我完成本书。

最后，但同样重要的是，感谢我的家人，可爱的女儿，Yul Shifroni，她是本书插图中的主要模特；Inbar Shifroni，她本身就是一位很好的瑜伽老师，也为本书的一些插图出任模特。还有我的妻子 Hagit，她一直以来的爱和支持使本书（以及很多其他事）得以成就。

埃亚勒·希弗罗尼

2017 年 2 月

序　言

　　本书是"辅具瑜伽习练指南"系列图书的第三册。第一册介绍站立体式，第二册介绍坐立和前伸展体式。本册介绍倒立体式。

　　我好像从小就喜欢颠倒过来。在我10岁时，上小学四年级，学习"印度"课程，我就模仿图片中瑜伽士的动作，做头倒立式，双腿盘成莲花式（*Padmāsana*）。现在我还保留着一张身着印度服装做头倒立式的照片呢。

　　多年后，在我开始学习艾扬格瑜伽时，房间里总挂着用于做头倒立式的瑜伽绳。孩子们总能被它们吸引，把自己头朝下挂在瑜伽绳上。我的大女儿兴奋地说："这让生活充满乐趣！"我想这也许说出了倒立体式的精髓：它们让生活变得更好！现在，我甚至难以想象我的生命中如果没有了倒立会是什么样子。

　　毫无疑问，倒立体式是瑜伽的标志，也是瑜伽带给人类的最大的馈赠。它对大脑（mind）的影响比其他任何体式类别更深入。艾扬格大师习惯于每天练习一些倒立体式，在每个体式中至少保持20分钟，这个习惯一直持续到95岁。或许正因为如此，他才能在有生之年头脑始终保持清晰且机敏。关于倒立体式的重要性，吉塔·艾扬格在一次演讲中讲道：

　　　　"这类体式维护身体的基本健康，如身体的姿态和功能的正常。它们还有益于循环、消化和排泄系统等。我们经常回避头倒立式和肩倒立式的练习，但正是头倒立式及其变体……肩倒立式及其变体……对维持荷尔蒙的平衡非常重要。这就像每天要吃东西、喝水，到了晚上要睡觉一样，每天我们都需要练习这些体式。我们必须养成习惯：在自己的练习序列中要见到它们，即便其他体式都不做，头倒立式、肩倒立式和它们的变体也要做。如果我们一直保持这样的练习，就会明白它们对于荷尔蒙平衡的帮助有多大。只有女性生理期时应该避免进行头倒立式、肩倒立式和其他倒立体式的练习。"

倒立体式改变了身体的重力方向，将由双腿承载的负荷转移到双臂、双肩、颈部和胸部。这对很多学生来说都是一种挑战。以我的经验，有了辅具的帮助，可以将倒立体式逐渐地、安全地引入练习中，直到准备好进入最终体式。在这个过程中辅具的作用非常重要。可以说，本书是"辅具瑜伽习练指南"系列中最重要的一册。

最后，借此机会感谢众多热心的瑜伽练习者，感谢他们对我已经出版的书所表达的关注及反馈。读者们的热忱给了我无穷的动力。我将继续努力，继续本系列图书的写作，为读者奉献更多的好作品。

埃亚勒·希弗罗尼

2017 年 2 月

介　绍

　　古代圣贤们将瑜伽以认识和转化灵性的方式而广泛传播，并代代相传到了我们手中。帕坦伽利的《瑜伽经》（ *Yoga Sutras of Patanjali* ）、《薄伽梵歌》（ *The Bhagavad Gita* ）、《湿婆本集》（ *The Shiva Samhita* ）等文献对瑜伽的本质、瑜伽士的修炼及其行为等给出了阐述。后人对这些经典文献给予了很多解读，其中包括我的老师，瑜伽大师 B.K.S. 艾扬格，也有相关著述。

　　瑜伽不是单纯的理论，它是一门实践哲学，也是一段探索的旅程，伴随着意图、行动、感知与奉献。只有将经典注入我们自身的生活中，才能揭示出它们蕴含的全部含义和意义。艾扬格大师的伟大贡献在于他明确给出了体式和调息练习的方法，并使练习者由此在自省、有觉知的练习中探寻自身的奥秘。

　　体式不仅仅是对身体的锻炼，也引导我们对身与心进行探寻，使我们了解自身的局限、习性和潜力。艾扬格大师将体式练习发展到了艺术与科学的层面。他在《瑜伽之树》（ *The Tree of Yoga* ）中写道：

> 　　"圣雄甘地并没有练习瑜伽的八支。他只遵从了瑜伽的两个原则：非暴力；真实。然而，通过这两个原则，他主宰了自己的本性，并为印度赢得了独立。如果持戒（ *yama* ）部分原则就能使甘地如此伟大、纯洁、诚实和神圣，那么是否可以通过修习瑜伽的另一支——体式，达到精神的最高境界呢？或许很多人认为体式只是身体的练习，如果不了解体式的深度就这样说，那你早已错过了瑜伽的恩典。"

　　在《瑜伽之树》中，他给出了如何通过深入研习瑜伽八支（ *Ashtanga Yoga* ）中的第三支（体式）和第四支（调息）来体验所有八支。当然，将体式作为一种锻炼身体的方式也可以，它能保持练习者身体的柔韧、健康和轻盈。但是，如果在练习中不同时观察和了解你的心意（ *mind* ），则会错失发展智性和提升觉知的机会。这里的"智性"不仅仅指一个人的智商水平，而是有关一个人对于自我和周围环境无偏见的觉察能力，根据个人的价值观做出善行以及对真理的感知能力。

　　通过艾扬格大师的教授再来看体式练习，我们可以理解辅具的重要性。正是这些他发明的种类繁多的辅具，使各年龄段、各种健康状况的人们都能享受到瑜伽的馈赠。实际上，正是由于辅具的引入，以及艾扬格大师详细的指导和对经典文献的深入阐释，使得更多人能够实现他的愿景——"瑜伽属于所有人"。

关于运用辅具

为什么在练习和教学中使用辅具？艾扬格大师是这样说的：

"我曾一门心思地尝试以各种方式提高并完善我自己的练习。我曾用路上捡来的石头和砖作为'支撑'和'负重'在体式的掌握中取得进展……

辅具帮助我们轻松地完成体式……使用辅具，当大脑处于被动状态时，学生们可以更快地理解和学会体式，体会身心的敏感。辅具是自我学习的向导，它们的帮助是准确的、无误的。"（《瑜伽大师 B.K.S. 艾扬格光辉70 年》）

克里斯蒂安·皮萨诺（Christian Pisano）补充道：

"辅具使我们能揭示体式的全部，学习那些如果没有辅具的帮助可能很难练习的体式，理解体式正确的动作和对其的态度。它们还能让我们在体式中保持更长时间，从而更加深入地进到身体中尚未探索的区域。"（《勇者的沉思》，*The Hero's Contemplation*）

辅具的使用是艾扬格瑜伽的一个重要特征，但我们不应将辅具与艾扬格瑜伽的本质相混淆。辅具只是达到目的的方法，如在体式中的正位、稳定、精准和持久。

这里所涵盖的辅具的使用目的是练习时将觉知引至体式的不同方面、不同部位，从而深入并提高对体式的理解。同时，练习者也要留意不要对辅具过分依赖，而是要理性地运用辅具，探寻一种成熟的、充满觉知的体式练习。

关于这一点，艾扬格大师说道：

"现在，讲讲使用辅具的优缺点。反对使用辅具的批评之一是人们会变得依赖辅具，缺乏尝试独立完成体式的愿望。这是辅具的错吗？当然不是！辅具的帮助是用来体会体式的。我从来没有说过应该无期限地使用它们。辅具给了习练者方向感。有了方向感后，我希望我的学生迟早都能独立地完成体式……使用辅具的目的是给我们方向感、正位和了解体式。"

根本上，身体与心意也是辅具，是外在的辅具，来帮助"观者安住于自己真正光辉"（帕坦伽利的《瑜伽经》，1.3），或者如皮萨诺所说：

"……辅具可被看作外在的组织，它以纯粹主观的方式指出了体式的本质所在。因此，在使用外在辅具和将身体本身作为辅具之间总会产生一些相互影响。究其根本，身心本身也仅仅是一个外在的辅具。"（《勇者的沉思》，*The Hero's Contemplation*）

[1] 辅具的使用方式很多，它们可以用来提升对体式的理解：

辅具作为支撑，可以帮助我们在困难的体式中更长时间地保持一个稳定的、放松的、舒适的状态。例如，倒手杖式（*Viparīta Daṇḍāsana*）是一个高级后弯体式，如果没有支撑，大部分人做起来都会很挣扎，呼吸急促，很快就会耗尽体力。用瑜伽椅等辅具支撑，可使我们不费力地在体式中停留，从而体验到内在的空间和宁静，也就是帕坦伽利所说的 *Sthira Sukham*（稳定、平静）。

辅具也可以增加体式的难度。例如，在下犬式（*Adho Mukha Śvānāsana*）中，当搭档用瑜伽砖推练习者的臀部时，就会使这个体式变难（参见第一册下犬式变体 7）。这种推力可以教会我们肌肉用力的正确方向。此时辅具的作用不是支撑，而是激活。之后没有这个推力时再进入这个体式，我们可以想象这个推力仍然存在，并以先前同样的方式激活这些肌肉。

辅具也可以用来转移身体的负荷，减少某些身体部位过重的负担，并将其转移到其他身体部位，从而使体式更稳固。

1　为方便读者阅读，特用点线将本册新添加的内容标注出来。

运用辅具改变身体的几何结构就有这种效果。例如，在站立体式中，后腿就是一个锚定点，应该沉重、稳固。但是，通常在进入体式时身体重量会转换到前腿，使后腿丧失稳定性。将前腿抬起放到瑜伽椅或者瑜伽砖上（参见第一册三角伸展式变体10）就改变了体式"常规的"几何结构，并使我们感受到正确的体式是什么样的。

辅具也可能只起到心理作用。例如，在三角伸展式（第一册三角伸展式变体3）中，后脚踩一根瑜伽带，这并没有对身体有所支撑，也没有使体式变得更困难，也没有改变体式的几何结构，其目的是培养身体某一部位的敏感和觉知。

总之，使用辅具，使得我们所有人，无论有什么样的身体限制，都有可能提升瑜伽的自我研习（*Sadhana*）。适当地使用辅具，可以：

- 完成很难独立完成的体式；

- 在练习中达到并保持准确的正位；

- 在具有挑战性的体式中保持更长时间，更放松；

- 从更深的层面上学习、探索体式；

- 即使生病、受伤或者有慢性病症状，依然可以继续练习，并改善自身状况。

辅具的准备

很多可以利用的辅具是标准的,而有些则比较特别和复杂。在本书中我有意尽量选择使用标准的辅具,它们是练习者比较容易准备的,包括:

- 瑜伽毯

- 瑜伽抱枕

- 常规的瑜伽砖（硬木的、软木的、泡沫的）

- 扁平的泡沫瑜伽砖

- 瑜伽带（常规尺寸的和长的）

- 瑜伽绳

- 瑜伽椅（可以折叠的）

- 墙面、墙角

在有些变体中用到了墙绳或者顶绳,还有个别体式用到了简单的、比较特殊的辅具。这些辅具都不贵,也很容易在家里存放和使用。

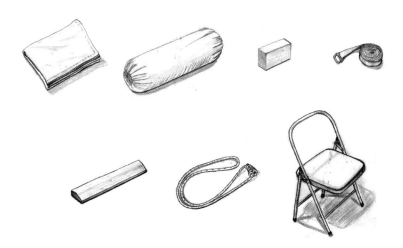

图片中展示的是我的瑜伽中心使用的辅具，大部分和RIMYI瑜伽学院所用的一样。如果你的辅具不太一样，例如，更厚一些的瑜伽毯，或者更宽的瑜伽砖，可以在使用时做出相应调整。

关于使用瑜伽椅，需要注意以下几点：

• 在很多体式中椅座上都需要铺上防滑瑜伽垫。在此不需要一整张瑜伽垫，大约40厘米×40厘米就足够。如果你的瑜伽垫有破损，不要扔掉，剪成小块的就可以用在这里。

• 有时我们需要将瑜伽椅折叠起来。可如图1所示用瑜伽带捆绑一下，以防其自行打开。

• 有时我们需要防止瑜伽椅自行折叠，则可如图2所示用一根瑜伽带系住瑜伽椅。

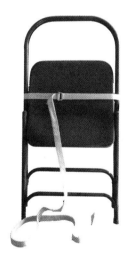   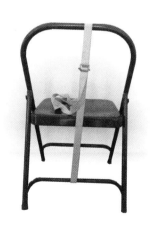

图1　将瑜伽椅折叠起来　　　　图2　防止瑜伽椅自行折叠

如何不使用辅具

"辅具瑜伽习练指南"系列图书的主要理念是：辅具可以作为"自我学习的向导"，为我们深入地学习体式提供重要的帮助。然而，如果因为懒惰或者缺乏坚定的意志而使用辅具，并且容忍这样的练习，则是完全错误的。依靠辅具，不用努力就可取得进步，这颇具诱惑力。我们不应该只追求体式的舒适；必须长时间、不间断、警醒地修习（《瑜伽经》，1.14），才能学到瑜伽的真谛。利用辅具逃避努力会削弱你的学习效果，甚至使你在学习道路上止步不前。正确的方法是，利用辅具学习一个特定的动作或效果，然后尝试在没有辅具的情况下重现这个动作或效果，比较二者的不同。其最终目的是在不使用辅具时达到同样的效果。

疗愈体式是瑜伽练习的重要部分。但是，如果你有能力进行活跃的练习却过多地进行疗愈练习，就会助长你的惰性（Tamas），无益于能量的提升。

关于本书

本书是我数十年瑜伽修炼的成果。在数十年不断地练习和学习中，我每天都有新的感受、新的观察和新的领悟。本书来自我在自己的工作室、在 RIMYI 瑜伽学院期间，跟随艾扬格大师、吉塔·艾扬格和普尚·艾扬格老师学习时持续不断的练习和探索；来自我在以色列以及世界各地参与和举办的不计其数的工作坊中；最后，但同样重要的是，它来自以色列我自己的艾扬格瑜伽中心和其他老师及学生们的日常工作中。

通常，在准备一堂课或者一个工作坊时，我会思索新的方法来突出强调使用辅具进行体式练习的原理。相信我的很多同行也有类似的需求。本书是为满足此需求的一种尝试。

艾扬格大师所著《瑜伽之光》（*Light on Yoga*）一书奠定了"艾扬格方法"的坚实基础，至今已经成为不可多得的经典之作。之后出版的很多书对其进行了多种阐释。这些著作中最有影响的是艾扬格大师撰写的《瑜伽：整体健康之路》（*Yoga, the Path to Holistic Health*）。吉塔·艾扬格的著作《女性的珍宝》（*A Gem for Women*）和《艾扬格瑜伽教程（入门篇、中级篇）》（*Yoga in Action*，*Preliminary and Intermediate-* I）对艾扬格瑜伽体系做了很重要的补充。 其他的著作，如 Silva、Mira 和 Shyam Mehta 所著的《瑜伽：艾扬格方法》（*Yoga, the Iyengar Way*）则对艾扬格瑜伽做了进一步介绍。这些著作主要是介绍辅具的基本使用方法，还有的是特别针对瑜伽理疗的，其读者对象大多是普通瑜伽练习者。本书的主要读者对象则是瑜伽老师和有经验的练习者。本书更全面、深入地介绍和探索了使用辅具进行瑜伽练习的方法。其中，有些方法可能是广为人知的，也有许多尚未出版的、富有创造性的新方法。

我的第一本书《椅子瑜伽习练指南》着重介绍了使用单一的辅具——椅子——练习很多不同的体式。与之相反，"辅具瑜伽习练指南"系列图书则是介绍使用各种不同的辅具练习一类（或者两类）体式。我有意识地在书中只使用了简单的、常见的辅具，例如，瑜伽砖、瑜伽带、瑜伽毯、墙面、瑜伽抱枕和瑜伽绳等。

"辅具瑜伽习练指南"系列图书共包括三册：第一册介绍站立体式；第二册介绍坐立体式和前伸展体式；第三册介绍倒立体式。每册中都给出了若干个练习序列，这些序列各具特色，练习者可以根据具体情况选择。

◎ 体式练习可以作用于很多层面。书中介绍的大部分是可见的、易于理解的层面，即"食物鞘"或"肉身层"（*anamayakośa*，由皮肤、骨骼和肌肉组成，简单地说，就是解剖学意义的身体）。但是体式对于更内在的层面也有深刻影响，包括能量层（*pranamayakośa*）和感官层（*monomayakośa*）。本书是实践指导，主要涉及练习方法，但这并不意味着练习对更深层面的影响不太重要。我们将这些内在的影响留给读者，有待你们自己继续探寻其真谛，体验其奥妙。

本书的结构

每章开始有一个总体介绍，然后介绍一些具有代表性的体式。每个体式都给出了多个变体。针对每个变体的介绍，主要包括如下项目：

项 目	内 容	示 例
1	辅具	辅　具
2	简短介绍	
3	练习此变体的特殊效果	功效
4	逐步指导	→（动作开始） >（其他动作）
5	特殊观察点	☼
6	注意点	◎
7	警示	⚠
8	本方法适用的其他体式	适用

其中，项目1为本体式需要使用的主要"辅具"，在此处介绍的瑜伽垫主要是指需要另行准备的瑜伽垫，对于体式中需要铺于地面的瑜伽垫并未做特殊说明。项目2为"简短介绍"，简要介绍每个体式的内容。项目3为"练习此变体的特殊效果"，解释了练习某一变体的特殊效果。它告诉我们以某种给定的方式使用辅具时我们能学到什么，或者辅具如何帮助我们避免某些常见的正位错误。项目4为"逐步指导"，有很多插图，给出了完成变体的身体各部位的位置和辅具的使用方法等信息。项目5为"特殊观察点"，提供了关于身体动作及心理活动的一些提示，为了在保持体式时获得理想效果，这些要点都应该做到。项目6为提醒练习者的某一或某些"注意点"。项目7为给练习者的一些"警示"，务必留意！项目8为"本方法适用的其他体式"。

如何运用本书

阅读本书时，要牢记：

• 运用本书练习不能替代跟随艾扬格瑜伽认证教师的学习。对于艾扬格瑜伽的细微之处，运用文字难以完全描述。因此，本书的确能帮助你学习、探索体式，但也请记住，在你做体式时，书无法观察你，也不能随时纠正你在体式中的错误。

• 进行比较和分析：对某一体式进行多次练习，运用辅具练习一次，脱离辅具再练习一次。观察运用辅具练习时的感觉，然后尝试在脱离辅具练习时去重塑先前的感觉。不要习惯性地运用辅具，而是以有创意的、新颖的方式来运用；琢磨、比较不同的感受来增进你对体式的理解。不要形成对辅具的依赖，而是有意识、有觉知地运用它们。

• 运用辅具的方式可能是无穷无尽的，所以运用你的想象力和创造力去寻找新方法吧！

另外，还要注意以下几点：

1. 为了简单明了，每个变体我们只介绍了一种辅具的使用，或者只是一种特定的练习方式。你可以将某些变体组合起来练习，或者形成一个序列来练习。为了避免造成困惑，我们没有具体介绍组合的方法或序列，但你自己可以去大胆尝试。

2. 利用索引和目录能快捷地找到书中的相关内容。

3. 与搭档一起练习时，建议大家尽可能找同性别的，体重、身高、柔韧性等相当的伙伴。在帮助他人时务必小心、谨慎、考虑周到。

4. 有些变体引用了《瑜伽之光》（*Light on Yoga*）一书的体式图。书中会给出插图的序号。例如，"《瑜伽之光》，图100"。

5. 书中仅给出了有限的运用辅具的示例，尤其是关于瑜伽椅的使用方法的示例数量更少。如需了解艾扬格瑜伽练习中瑜伽椅的详细使用方法，请参阅《椅子瑜伽习练指南》。

警 告

　　本书读者必须具有扎实的瑜伽练习基础，最好曾经有规律地参加过艾扬格瑜伽认证教师所授课程。

　　本书的某些变体属于高级体式，一定要在有资格的教师的指导和监督下才能尝试。

　　由于使用本书不当造成的任何伤害或损失，作者概不负责。

享受你的练习吧！

如有任何意见和建议……我很乐意听到。

不要犹豫，请写邮件给我：eyal@theiyengaryoga.com。

目　录

倒立体式
(*Viparīta Karaṇī Sthiti*)

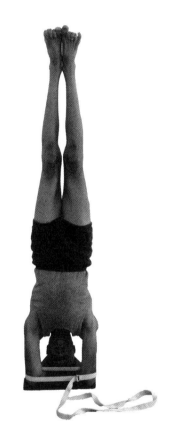

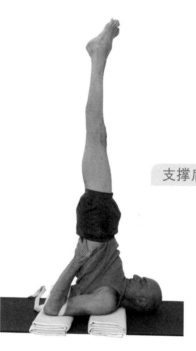

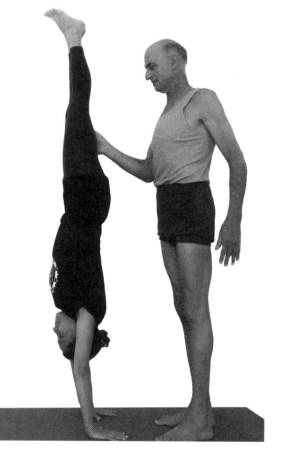

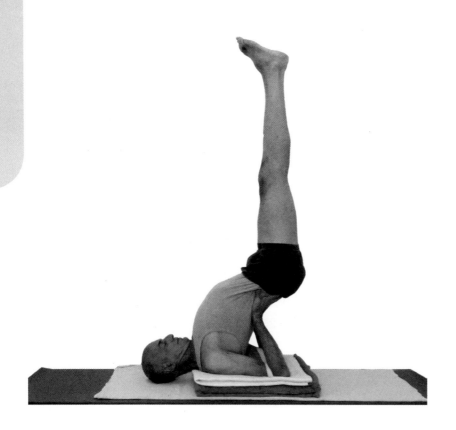

倒立体式

Viparīta Karaṇī Sthiti

> "所有从伟大的月亮（位于喉咙区域）流出的能量，都被太阳（在肚脐区域）吞噬，正是这个原因使身体衰老。
>
> 有一个神圣的练习，可以关闭太阳的入口……
>
> 此练习中肚脐在上，上颚在下，这样，太阳在上，月亮在下，即倒立体式。此法由上师处习得。"

——《哈他之光》Ⅲ,77-79

以上引言形象地描述了倒立体式的非凡功效。由上面流向下面的能量被太阳吞噬，导致身体的衰老。倒立体式可以逆转，至少可以减缓这个过程。倒立体式是瑜伽给予我们的独特礼物，珍贵恩惠。它们带领我们踏上一段内在旅程，进入我们的内心深处，给予我们深层的碰触和疗愈；我们的恐惧隐藏在那里，同时那里也驻留着我们的力量和喜悦。

吉塔·S. 艾扬格(Geeta S. Iyengar)和露易丝·斯坦伯格(Lois Steinberg)在《女性瑜伽习练——源自吉塔·S. 艾扬格的指导》(Geeta S. Iyengar's Guide to a Woman's Yoga Practice)一书中对倒立体式在生理和心理方面的益处做了如下描述：

"……除了对生殖系统的作用，倒立体式对内分泌、淋巴、循环、消化、呼吸、泌尿以及排泄和中枢神经系统也有益处。脑垂体、松果体、甲状腺和肾上腺也都得到恰当的血液供应。倒立体式是调节荷尔蒙平衡的最好体式，对骨密度的保持有直接作用。可以缓解便秘、胃肠胀气、痔疮等问题。尿路、尿道、肾脏和膀胱因反向重力作用而得到放松。还有，当肌肉和骨骼在抵抗重力时，可抑制骨骼中矿物质的丧失。肺部的弹性也得到改善，身体保持温暖。可以减少体液储留，缓解小腿水肿。大脑得到更多的供血，从而可以恢复活力，使思维清晰，同时睡眠也可以得到改善。规律地练习倒立体式，必将获得一种宁静、平衡和健康的状态。"

倒立体式是调息（*Prānāyāma*）练习的大门：它让我们体会一个瑜伽士的头脑状态，警觉、被动、中立和非反应。倒立体式是艾扬格瑜伽的核心，长时间保持头倒立式（*Śīrṣāsana*）和肩倒立式（*Sarvāngāsana*）是每一位严肃的练习者的日常序列的重要部分。艾扬格大师在《瑜伽之光》一书中总结了头倒立式的功效，他热情洋溢地说道：

> "规律且精准地练习头倒立式可以提高练习者的身体机能，训练思维，拓宽精神视野。人们得以正确对待苦与乐、失与得、毁与誉、败与成，从而获得身心的平衡。"

我非常认可吉塔·S.艾扬格和露易丝·斯坦伯格的观点是：

> "头倒立式和肩倒立式的好处怎么强调都不过分。练习倒立体式的人每天都会体会到它们的功效。即使缩短练习时间，也不要错过头倒立式和肩倒立式，不要错过它们带来的好处。"

这两个关键的倒立体式是彼此互补的。头倒立式动态、活跃，它是一个太阳（*Surya*）体式；而肩倒立式则安静、内省，它是一个月亮（*Chandra*）体式。我个人的体会是头倒立式使眼睛更敏锐，而肩倒立式则可以打开并滋养耳朵。在头倒立式中眼睛的高度降低了，以一个全新的、不熟悉的角度看向前方，这一切都激活了双眼。肩倒立式则创造了内耳的空间，并促进了此区域的循环。在肩倒立式以及肩倒立式循环中，眼睛的功能被减弱，人们通常会闭上双眼。视觉与听觉相比，前者更向外一些，后者更向内一些。艾扬格大师认为眼睛连接大脑，耳朵则连接思维，心（mind），这也进一步解释了相比肩倒立式向内的引导，头倒立式则更为警觉而被动。眼睛的"看"将我们拉向外部世界，而耳朵的"听"则促使我们关注内在空间；这或许是大部分冥想练习都要闭着眼睛练习的原因吧。肩倒立式使空元素（*Ākasha*）和声音相连接。因此，肩倒立式比头倒立式更能将思维带向内在。

在艾扬格大师79岁诞辰庆典的讲话中，他是这样总结倒立体式的[《瑜伽花环》（*Astadala Yoga Mala*），第8卷，23]：

> "不用头我们无法练习头倒立式（*Śīrṣāsana*），不用心则无法练习桥式肩倒立式（*Setu Bandha Sarvāngāsana*）。每个体式都有自己的特性，因此，我们需要从动

作产生的源头去观察和学习……在桥式肩倒立式和犁式（Halāsana）中大脑保持寂静，但是心是参与的；在头倒立式中大脑是参与的，而心则保持沉思。"

在《勇者的沉思》一书中，皮萨诺在收束法（Bandhas）的相关内容中提到了倒立体式的功效：

"头倒立式打开两个隔膜或者胸腔。它是理解骨盆底部、腹部的收缩和展开的非常重要的体式，而这正是会阴收束（Mūla Bandha）以及收腹收束（Uḍḍīyāna Bandha）的核心。头倒立式的各种变体可加强这个动作。肩倒立式和犁式可以抚慰声带，使其展开，同时可以去除颈部的阻塞，使收颌收束（Jālandhara Bandha）得以展现。桥式肩倒立式则可以唤醒上述三种收束。

这里的关键是支撑。首先要净化这些区域，然后将各种方式的呼吸带到那里。因此，瑜伽绳上的头倒立式，瑜伽椅上的倒手杖式（Viparīta Daṇḍāsana），瑜伽椅上的肩倒立式，支撑大腿的半犁式，长凳上的桥式肩倒立式和倒箭式（Viparīta Karaṇī）都成为宝贵的工具，借由它们我们可以关注各种不同的呼吸模式。"

的确，在头倒立式中，呼吸使隔膜的活动更自由，呼吸容易在横隔膜和胸腔下端运行（Samanic）。另一方面，在完美的肩倒立式中，胸腔上端被打开，呼吸容易充满胸的中部（Prānic）和上部（Udanic）。为此，我们需要一个平台支撑肩部和上臂，使之高于头部，这还可防止颈椎受到挤压。艾扬格瑜伽认为这是必须的。在肩倒立式部分，我们将探索使用平台的很多种方法。

基于上面的描述，我们得以理解为什么肩倒立式和肩倒立式循环通常安排在练习序列的结束部分，并且在头倒立式和头倒立式循环之后，建议肩倒立式循环的保持时间比头倒立式循环的长 50%。

倒立体式的持续时间是获得相应功效的一个重要因素。为了获得解剖学、生理学、思维、心理以及精神方面的全部益处，不能仅仅在体式中待几分钟。内在进程的推进需要时间才能产生相应的效果。普尚·艾扬格说："你不能刚把米放到开水里，就指望它变成熟米饭。"同样，进入头倒立式，停留 1 分钟左右就出来，对于初学者来说是可以的，但比起保持 10 分钟或更长时间，它的效果就会很有限。我时不时地将更多时间留给倒立体式，30 分钟头倒立式，45 分钟肩倒立式和犁式，这是非常深入的练习，将会完全改变头脑乃至精神状态！不过要注意，质比量更重要，全身心地、有觉知地保持 5 分钟，效果远好于感觉不好而仅仅为了延长时间而挣扎地保持更长时间。

在头倒立式和肩倒立式中保持 10 分钟或更长时间对于身、心都是一个挑战。考虑到这一点，艾扬格大师发明了相应的辅具。有了辅具的帮助，几乎所有人都可以体会到长时间保持倒立体式的感觉。借由很多辅具的各种组合都可以帮助练习者完成倒立体式，并使我们费力较少，在体式中保持时间更长。这是真的！即便是颈椎有问题的人也可以做到。

如有下列状况请勿练习倒立体式：
- 高血压
- 眼睛或者耳朵有问题
- 心脏不适
- 头晕或者恶心
- 生理期的女性

如果颈部有问题，也可以利用辅具练习倒立体式，请参见书中给出的各种变体，但必须在经验丰富的艾扬格瑜伽认证教师的指导下进行练习。

生理期的女性

　　针对女性生理期的练习，艾扬格瑜伽有许多方法。相关书籍有：《女性瑜伽之书》（*The Woman's Yoga book*），《女性瑜伽习练——源自吉塔·S.艾扬格的指导》（*Geeta S. Iyengar's Guide to a Woman's Yoga Practice*），它们都针对这一主题进行了全面的论述。书中推荐了一些针对生理期的练习序列。女性朋友们可以在生理期练习书中提供的练习序列。但是，大多数情况下，生理期的女性都可以继续参加她们的日常课程，并提前告诉老师自己的特殊情况，这样，老师就可以给出适合生理期的替代练习。倒立体式是必须避免的。头倒立式最好的替代是有支撑的倒手杖式变体（图1、图2和图3），替代肩倒立式的则是有支撑的桥式肩倒立式变体（图4、图5和图6）。

　　与头倒立式一样，在倒手杖式中头部也是倒着的，是富有活力的，是激发、机敏的，同时又兼具敏锐和被动。而在桥式肩倒立式中头部如肩倒立式中一样是水平的，这是放松而安静的，并引导向内和谦卑，拥有肩倒立式同样的特点。

　　图1~图6演示了在生理期中后弯动作的做法。注意！双腿是有支撑的，以避免对腹部脏器的过度拉伸，胸部的支撑用于建立胸腔的空间，以使呼吸舒缓、深长。骨盆区域的延展和拓宽可以减轻痛经问题。通过提升头部区域的血液循环，大脑既得到深度的休息又被适度的激活。

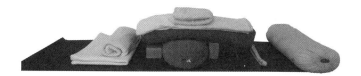

图1　倒手杖式辅具的安排

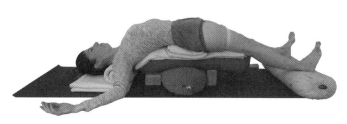

图2　交叉的瑜伽抱枕上的倒手杖式

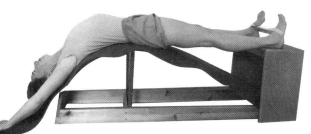

图3　后弯凳上的倒手杖式

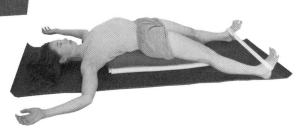

图4　纵向瑜伽抱枕上的桥式肩倒立式

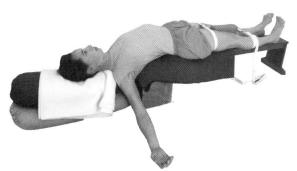

图5　长凳和倒箭式箱子上的桥式肩倒立式

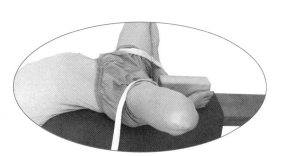

图6　长凳上的桥式肩倒立式——束角式变体

支撑头倒立一式

(*Sālamba Śīrṣāsana* I)

Donald Moyer在《瑜伽：唤醒内在》（*Yoga-awakening the inner body*）一书中描述了头倒立式的美妙：

> "传统上，人们将支撑肩倒立式称为体式之母，而将支撑头倒立式称为体式之父。前者使身体得到滋养，后者则使头脑变得清明。一开始，支撑头倒立式会具有挑战性，它需要双肩的力量和柔韧，避免对颈部造成挤压，同时还需要下背部和腹部的力量来支撑双腿。不过，最终你会发现此体式达到内在平衡的位置，那时你的头脑清醒、警觉，身体平静且稳定，整个人处于行动和反省的平衡之中。"

皮萨诺在《勇者的沉思》一书中写道：

> "倒立体式，甚至是头倒立式，一个活跃的体式，也教会我们消融的艺术。在这些体式中，一切能量都被收回到它们最初的源头。"

要享受头倒立式的乐趣，必须具备强壮的双臂和上背部，以及灵活的肩部。要尝试头倒立式，首先要练习所有的基本站立体式，以及下犬式（*Adho Mukha Śvānāsana*）和手倒立式（*Adho Mukha Vṛkṣāsana*）。小臂和双手是头倒立式的根基；整个小臂应该完全压地，大臂则必须上提。我们从几个变体开始学习此体式的基础。

变体1
准备体式的根基：激活双臂和双肩

辅　具
墙面
1块瑜伽砖

功效　此变体教会我们头倒立式的正确的根基：小臂、十指和头部的正确放置。墙面的阻力有助于肩部的活动和上提。练习此变体可以加强双臂、肩部和上背部的肌肉，创造肩部区域的运动。很重要的一点是要不断地重复这个练习，直到相关肌肉变得足够强壮，在骨盆向上移动找墙面时能够保持肩胛带的稳定。在无法做到这一点之前不要尝试头倒立式。

此变体称为半头倒立式（*Ardha Śīrṣāsana*）（参见《艾扬格瑜伽入门教程》）。

→靠墙跪立，双肘打开，与肩同宽。

☼ 借助瑜伽垫的边缘确定双肘相互平行。

＞小臂向前延展，掌心向上。（图1）

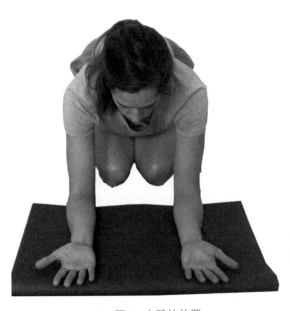

图1　小臂的放置

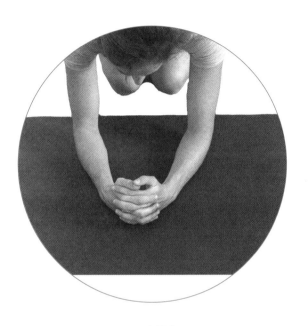

图2　十指交叉

> 皮肤蹭着瑜伽垫将小臂内转，小臂外侧（尺骨）、手掌外侧、小手指外侧压向垫面。

> 十指交叉，握紧。向前移动至指关节抵墙。此时手掌呈半杯状。

> 手指与地面平行，指尖置于对侧相应的两手指根骨的间隙处。

> 两食指向对侧再移动一点，确保十指紧紧相扣。两大拇指上下叠放，或者指尖相对。（图2）

> 小手指也彼此交叉握紧，双手外侧（小手指一侧）向远离头部的方向伸展。

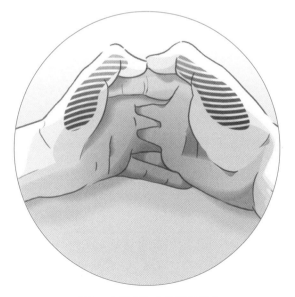

图3　大拇指与头接触的部位

> 将头放入半杯状的手掌中，头顶落到瑜伽垫上。大拇指指根支撑头的后侧。如图3所示的阴影处为大拇指与头接触的部位。

〉 小臂下压，上提双肩。双肩远离双耳和颈部，双肩向上提，向两侧展宽。肩胛骨内收，远离墙面，保持肩胛带的稳定。

〉 双腿伸直，双脚慢慢向墙的方向移动。在此过程中，保持指关节抵墙，双肩上提、远离墙面，使上背部内凹。

〉 股四头肌收紧，上提大腿和臀部。拉伸脊柱，双脚尖压地，骨盆靠近墙面。上背部不要拱起，保持内凹，远离墙面。（图4）

〉 在这里保持30～45秒，然后放松。重复几次。

☼ 看一下双肘，确保肘关节外侧与肩关节外侧对齐。

☼ 十指交扣形成一个半杯状结构，但是双手和手掌不要紧张。

☼ 十指应与地面平行。进入头倒立式时食指不要张开，否则会削弱根基。

☼ 为了使双臂对称，在练习中应交换手指交叉的方向。

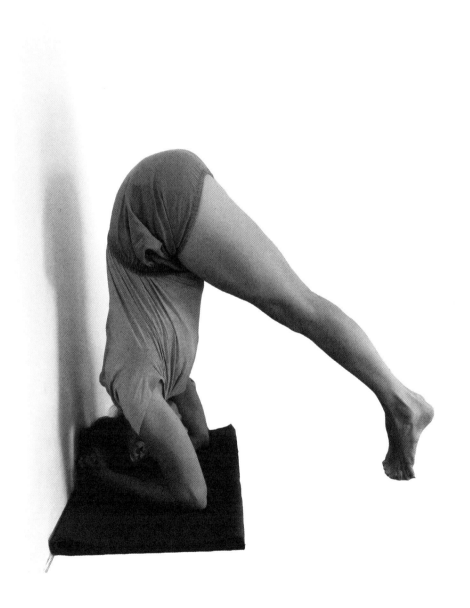

图4　头倒立式准备——指关节抵墙，背部内凹

背靠墙面的头倒立式

→双脚向墙的方向再移动一点，如果此时仍能保持双肩上提，背部不坍塌，就可以尝试背靠墙面进入头倒立式了。

〉先抬起一条腿，再抬起另一条腿，脚跟抵靠墙面。

〉保持正常呼吸，放松！双腿均衡地向上拉伸，双脚脚跟后侧沿着墙面向上滑。

〉双肩保持上提。

〉保持头后侧和腰部靠近墙面，肩胛骨、臀部和尾骨离开墙面。（图 1）

〉在此保持 1 ～ 2 分钟，然后一条腿接着一条腿落下。抬头之前，在俯英雄式（*Adho Mukha Vīrāsana*）中保持至少 30 秒。

如果一切都还不错，则可以尝试离开墙面找到平衡：

〉先将一条腿的脚跟离开墙面，并将这条腿向上拉伸，同时将另一条腿的脚跟压住墙面。然后，换另一侧，重复以上动作。（图 2）

〉尝试将双脚脚跟同时离开墙面，双腿向上伸展，进入独立的头倒立式。（图 3）

〉一条腿接着一条腿落下，出体式。

☼ 建议在老师的帮助下在房间中央进行头倒立式的第一次尝试。这样可以防止产生对墙面的依赖。在这一体验后再利用墙面来练习平衡。

☼ 脚跟后侧和头后侧应该在一条垂线上；因此，头后侧应尽可能接近墙面。

☼ 为了使身体与地面垂直，可请辅助者如图 4 所示在脚跟与墙面之间放一块橡胶或者泡沫瑜伽砖。

☼ 尝试感觉双腿的中正，不要左右倾斜。请老师或者辅助者帮助检查自己的头和双腿是否居中。

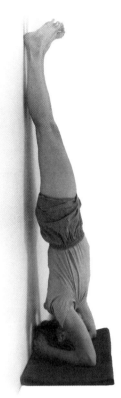

图1　头倒立式中
脚跟抵墙面

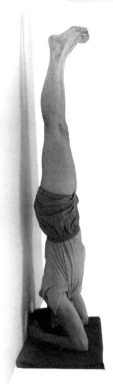

图3　离开墙面，进入
独立的头倒立式

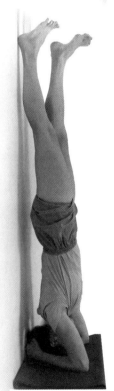

图2　背对墙面，一条腿离墙

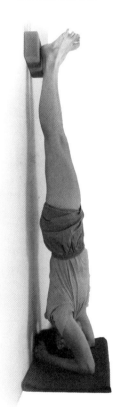

图4　学习在头倒立式中保持
身体与地面垂直

上背部和臀部内收

在头倒立式中很重要的动作是将肩胛骨、脊柱胸椎段和臀部向前移动，移向身体内。可以利用墙面辅助学习这些动作。

> 头不要靠近墙面，而是将其放到离墙面 8～10 厘米处。

> 双腿依次向上，进入头倒立式。背对墙面，脚跟落到墙面上。（图 1）

> 脚跟推墙面，以此来上提肩胛骨，并将肩胛骨、脊柱胸椎段向远离墙面的方向移动。

> 臀部也向远离墙面的方向移动，并在脚跟沿墙面慢慢向上滑动的同时将臀部上端向脚跟方向上提。（图 2）

☼ 大脚趾保持并拢，使双脚敏感，能量从头部向上流动直到脚趾。

☼ 如果颈部没有感到压力，则可以在体式中安全地保持。如果保持了一段时间后，双臂感到疲劳，肩部难以上提，则慢慢出体式，休息片刻，再次进行尝试。

☼ 但是，在一次练习中进入体式的次数不要太多，2～3次即可，否则可能会扰乱神经系统。

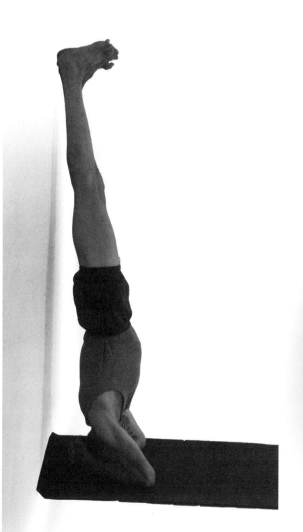

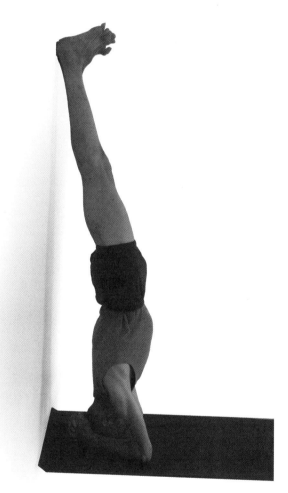

图1 略离开墙面做头倒立式

图2 利用墙面辅助内收上背部和臀部

变体2

找到头顶的位置

辅 具
1~2块瑜伽砖

功效 这里给出的几种方法有助于找到头顶的位置。这对正确进行头倒立式是很有必要的。

☼ 对于初学者，头顶着地的位置可以稍微向前一点，靠近前额，这样有助于维持颈部的自然曲度，保持柔软。但是，要获得头倒立式的全部益处，头部应该与地面保持绝对垂直。这样，大脑的前侧和后侧就会处于正位，得到均衡的血液循环和刺激，从而感受到宁静、和谐。高级练习者应该学习将头部完全垂直于地面放置。

学生们经常问哪里是头顶的位置。以我的经验，最好的方法是用一块瑜伽砖来感觉一下这个区域。

→坐立或者站立。确保脊柱、颈部和头部在一条垂线上。

﹥将一块瑜伽砖水平放置于头顶，使之保持平衡。（图1）

﹥头部接触瑜伽砖的区域就是头顶。正是这个区域在做头倒立式时应该接触地面。

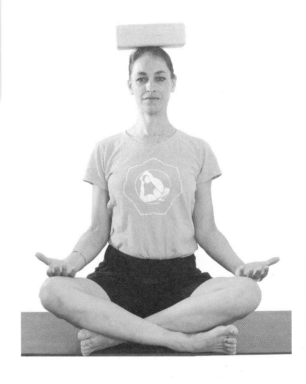

图1　用瑜伽砖感知头顶的位置

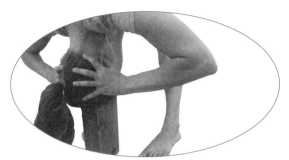

图2　头部支撑的站立前屈式，用十指转动头部

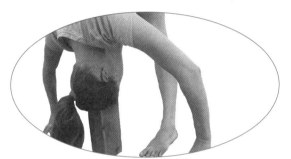

图3　头部支撑的站立前屈式

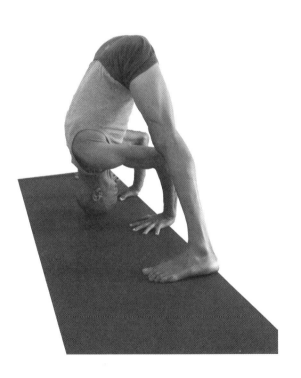

图4　双角式

练习者还可以在站立前屈式（*Uttānāsana*）或者双角式（*Prasārita Pādōttānāsana*）中支撑头部来感觉头部的垂直，找到其正确位置。

→根据在站立前屈式中头部的高度，在前方放置1～2块瑜伽砖（通常一块平放，另一块纵放在其上）。

〉双腿稍微分开，进入站立前屈式。

〉将大拇指指尖伸入耳蜗，其他手指放在枕骨处。内耳向前转，颈部后侧向下释放，直到感觉双耳外廓与地面垂直。（图2）

〉视线水平，穿过双腿之间，看向后方。

〉双手落地，在体式中保持，关注头顶的感觉。（图3）

〉也可以在双角式中头顶着地（图4），或者在必要时用瑜伽砖支撑（图中未示出），找到这种感觉。

艾扬格大师在一次讲话中提到了头部的放置：

"当你将头顶落下时，你知道头顶是什么吗？通常人们做头倒立式落下头部时，只关注头的前面部分和身体的平衡，而没有关注到头顶，因此智性的意识只触及身体的前侧，而身体的后侧则处于不敏感的状态……有一条线连接头到脚跟，这就是智性。线的两头是头顶和足弓的中心，就好像南极和北极。在头倒立式中应该保持均匀和平衡。这就是头倒立式精神的或者神奇的根源。"（《瑜伽花环》，第5卷）

☼ 支撑头部时，头部的负荷最少，头部可以很容易地前后转动，体验各种位置，从而培养练习者对头部角度的敏感度。

变体3

头倒立式准备: 双脚蹬住墙面

辅 具
墙面

功效 双脚蹬住墙面获得支撑有助于肩部的上提和上背部的内凹。

在此变体中面朝墙面做头倒立式，双腿与地面平行，双脚蹬住墙面，此为倒手杖式（*Viparīta Daṇḍāsana*）（《瑜伽之光》，图188）。

→首先找到放置头顶的位置：面朝墙面手杖式（*Daṇḍāsana*）坐立，双脚蹬住墙面，手指和臀部对齐。标记出这个位置。（图1）

〉头顶落于刚才手指标记出的位置，也就是在手杖式中臀部的位置。

〉小臂和手肘放下，形成一个等腰三角形。（参见变体1）

〉双脚沿墙面向上移动，直到双腿与地面平行。（图2）

〉大腿前侧、骨盆上提。

〉双脚保持蹬住墙面，双肩上提，肩胛骨内收（向墙面的方向），上背部内凹。

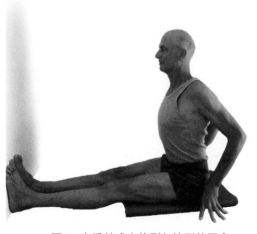

图1 在手杖式中找到与墙面的距离

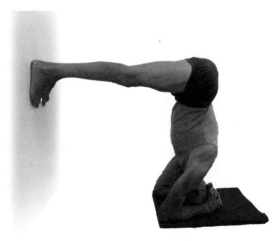

图2 倒手杖式，双脚蹬住墙面

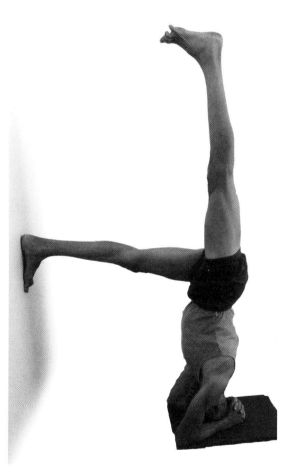

图3 右腿向上抬起，左脚蹬住墙面

〉 从倒手杖式开始，抬起右腿，垂直向上伸展。（图3）

〉 双肩上提，不要掉落。放低右腿，抬起左腿。

〉 重复，直到感觉到身体的稳定。

〉抬起一条腿，再抬起另一条腿——恭喜，你已经进入不靠墙的头倒立式啦！

◎ 给学生：克服"靠墙综合征"。

很多学生，包括长时间的练习者，只有背靠墙面才敢进入头倒立式，否则就会失去安全感。背靠墙面的确是一种保障。面对墙面进入头倒立式则是克服"靠墙综合征"的一种很好的方法，可以建立敢于离墙的信心。一方面可以体验背后没有墙的感觉；另一方面一旦身体晃动，产生恐惧时也可以将腿放下，脚蹬墙面，免得直接摔下来。

◎ 给老师：这是一种非常棒的方法，可以帮助学生克服对墙面的依赖。站在学生后面提供适当的支撑，使他们找到平衡。以我的经验，面对墙面尝试2~3次，学生就敢自己进行离墙练习了。

瑜伽是一段向内的旅程，我们需要在体式中逐渐提高觉知，不必借助其他途径，自己就可感知身体的位置是否正确。

在头倒立式中，练习者完全看不见自己的身体，这对自己检查身体对位的正确性无疑是一种挑战。培养对身体的觉知尤其重要！在头倒立式中，头部扭曲或者肩部歪斜可能会直接导致对身体的伤害。因此，在没有培养出足够的觉知前，需要借助一些外在的手段确保身体的正位和体式的安全。

练习者可以借助墙角进行自我检查。当进行不靠墙练习时可以请老师帮忙进行检查。在家练习时，可以使用镜子。当然，所使用的镜子应该完全落地，以便观察头部和双臂。以我的经验，有时候即便在课堂中也需要借助镜子，因为有些学生已经形成习惯，对错误的体位很难纠正，除非亲眼看到自己的错误所在。然而，不要对镜子产生依赖，要慢慢培养对身体的觉知，不借助外在的手段，仅凭着自身感觉找到身体的正位。

如果没有镜子，可请朋友帮助从不同角度给你拍几张体式的照片。仔细观察这些照片，如果可能请带给老师，以听取老师的反馈。

艾扬格大师说道：

> "在头平衡体式中，你的觉知和智性应该
> 从头到脚跟形成一条直线。内在的智性
> 应该平行于身体的后侧、前侧和两侧。"
> （《瑜伽花环》，第5卷）

有意思的是，在希伯来语中"awareness"（觉
知）和"knowing"（知道）来自一个词根。

变体4

对位参考方法

功效 找到正确的对位是在头倒立式中放松地保持较长时间的关键。此变体分别给出了从身体的前面、后面和侧面检查是否正确对位的方法。

从前面检查对位

从前面检查对位（图 1）包括以下几点：

• 双肘对齐，与身体的中线等距（a）（《瑜伽花环》，第 8 卷，图 20；第 7 卷，图 49）；双肘外侧和双肩外侧对齐（b）。

• 身体的中线与地面垂直。所谓身体的中线，即头部、胸部、骨盆的中心，还有大脚趾并拢点形成的一条直线（c），不要向左或者向右偏，将身体分为对称的两部分。

• 身体两侧均衡地上提。检查双眼、双肩、骨盆两侧和双脚的高度（d）（参见《瑜伽花环》，第 5 卷，图 47）。

• 身体没有左右扭转。检查鼻子朝向正前方，没有左右偏转。两侧乳头、骨盆和双脚在同一水平面上。

• 双腿和双膝的中线朝向正前方，没有外翻（e）。脚趾朝向正前方，大脚趾并拢。

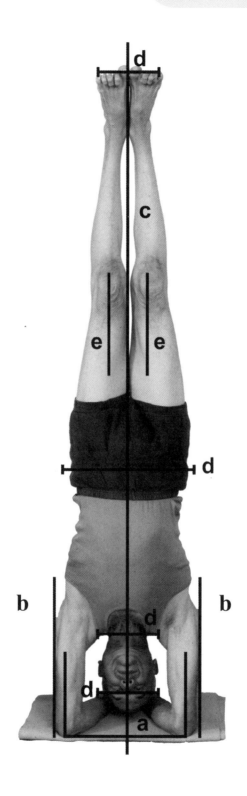

图1　头倒立式中从前面检查对位

从后面检查对位

从后面检查对位（图2）包括以下几点：

• 身体的中线，即后脑勺的中点、尾骨、脚跟并拢点形成的直线，与地面垂直；身体的左、右两侧均等地展开（a）。

• 双肩与双耳的距离相等（b），和在山式中一样（《瑜伽花环》，第7卷，图24和图49）。

• 两肩胛骨均衡地上提，内收（c）。

• 两臀对位，不要向腰部掉落，要向腿的方向上提（d）。

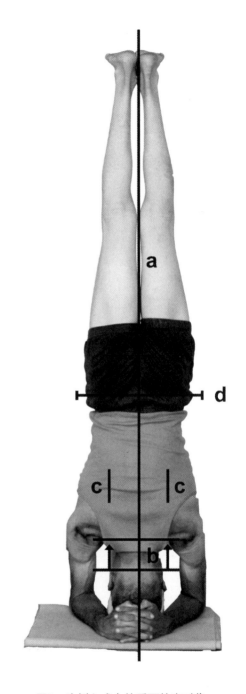

图2　头倒立式中从后面检查对位

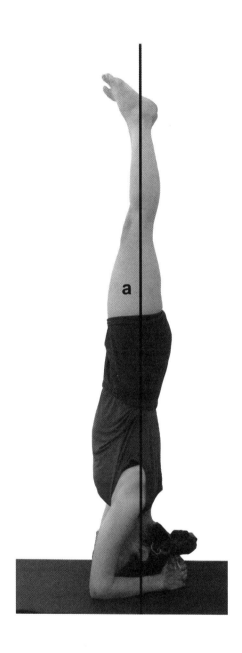

图3 头倒立式中从侧面检查对位

从侧面检查对位

从侧面检查对位（图3）包括以下几点：

• 耳朵的中心、肩关节、髋关节和踝关节在同一条直线上，与地面垂直，没有前后倾斜（a）（《瑜伽花环》，第4卷，图21）。

☼ 在头倒立式中感觉身体的两侧。身体两侧向上伸展，从腋窝外侧向骨盆两侧伸展，然后再向脚踝外侧伸展。这将帮助练习者创造并保持身体的正确对位。

变体5

检查垂直位: 利用内墙角

辅 具
内墙角
2块瑜伽砖

功效 利用呈90°的两墙面的夹角可以检查身体是否与地面垂直。如果身体两侧与墙面的接触不对称,则表示身体有些扭转或者倾斜。墙面给身体提供的支撑、参照和安全感,在学习阶段非常有用。

◎ 两面与地面垂直的墙互呈90°,则形成"内墙角";互呈270°,则形成"外墙角"。

可以利用内墙角和外墙角提供的与地面垂直的线判断头倒立式中身体的对位情况。此变体介绍利用内墙角的方法,下一个变体则介绍利用外墙角的方法。

→取2块瑜伽砖分别靠内墙角的两面墙放置。十指交扣,将半杯状掌窝放到地面的内墙角内。两肘分别抵靠瑜伽砖,与两墙面等距。

〉向上进入头倒立式,将两臀和两脚跟分别靠向两面墙,保持与身体中线对称。(图1)

〉将两臀和两脚跟缓慢地离墙少许,保持30～60秒;然后再缓慢地落回到墙面。检查两臀和两脚跟是否同时接触墙面。

重复体验几次,观察你是否总是将身体向某一侧倾斜或者扭曲。如果是,则根据墙面的反馈纠正这些不良倾向。

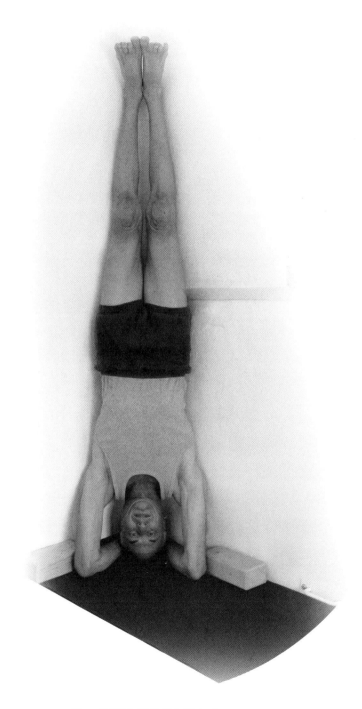

图1　利用内墙角做头倒立式

变体6

检查垂直位: 利用外墙角

辅 具
外墙角

功效 利用外墙角可以很好地判断头部、脊柱和双腿是否前后、左右对位，检查保持体式时是否总将身体向一侧倾斜或者扭转。

如果你能在房间中央保持平衡，就可以利用外墙角来检查身体的对位。

→十指不要交扣，而是用手掌推压构成墙角的两面墙。（图1）

〉双肘打开，与肩同宽，然后向上进入体式。

〉将枕骨中央（头骨后侧）、尾骨和脚跟并拢处放在墙角上。

〉枕骨中央、脚跟并拢处保持放在外墙角上，尾骨和胸椎远离墙角。同时，腰椎找墙角。（图 2）

〉保持平衡后，脚跟离墙，在这里保持30 ～ 60 秒，然后脚跟缓慢落回墙角。观察两脚跟是否同时且对称地回到墙角。观察脊椎与墙角的接触。

重复体验几次，观察你是否总是将身体向某一侧倾斜或者扭曲。如果是，则根据墙面的反馈纠正这些不良倾向。

☼ 脊柱左侧找右侧，右侧找左侧，将脊柱拉长。

☼ 还有另一些帮助练习者判断对位的方法，只要找到一条明显的与地面垂直的直线即可。例如柱子、墙面或者窗户。

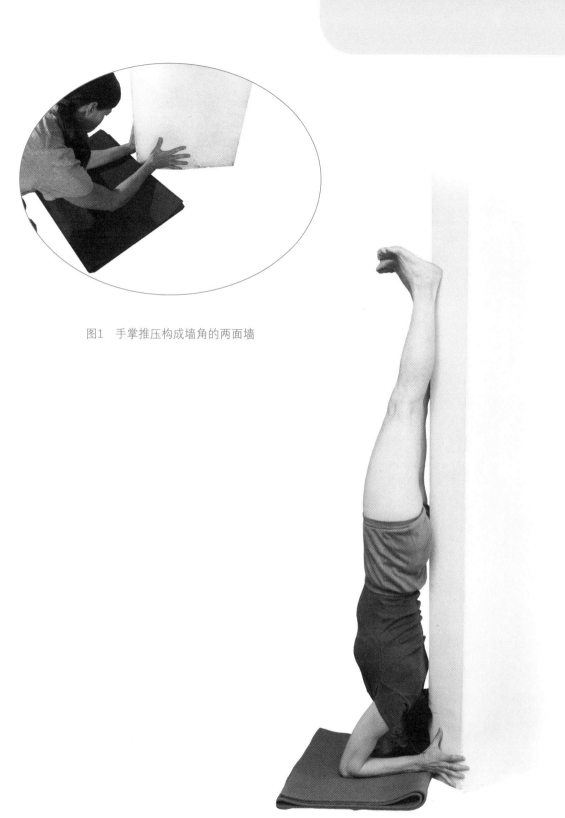

图1　手掌推压构成墙角的两面墙

图2　利用外墙角做头倒立式

双臂和双肩是体式的根基，艾扬格大师谈到五元素时说道：

> "什么是'土元素'的品质？是重……在头倒立式中小臂成为土元素，而双腿则成为风元素……"（《瑜伽花环》，第6卷）

因此，首先要学习如何用双臂建立结实、稳定的根基。练习者经常会问："头倒立式中头部应该承受多少重量？"艾扬格大师在一次采访中着重谈过这个问题：

> "如果双手不具有保护性，你的双肩则会坍塌，颈部就会感觉到重量。如果你将双臂作为三角架的支腿，头部和颈部就不再会感觉到身体的重量。你走路时会感觉到身体的重量吗？同样，如果规律地练习支撑头倒立式（*Sālamba Śīrṣāsana*），练习者头部就不会感觉到重量。因此，头平衡的秘密就是你的头部不应该感觉到身体的重量，这就是完美的支撑头倒立式。"（《瑜伽花环》，第5卷）

以我的经验，头部承受一点重量是无害的，只要颈部拉长，颈部后侧保持柔软即可。但是，如果你感觉身体的重量全部压到头部，颈椎受到挤压，体式则是错误的。你必须通过正确地激活双肩和肩胛骨，培养将身体的重量向双臂转移的能力。

变体7
稳定双臂：瑜伽带套住双肘

辅 具
1根瑜伽带

功效 双臂和双肘是头倒立式的基础。如果双肘滑动或者颤抖，基础就会不牢固。有时，双肘的一侧比另一侧滑动得多，体式就会不平衡。此变体有助于双肘保持就位。与瑜伽带的拮抗可以激活和强化双臂，并教会我们将双肘外侧下压地面，手臂内侧上提找腋窝。

在头倒立式中，双肘外侧应该位于双肩外侧正下方，使用瑜伽带有助于练习者检查并保持双肘的正确位置。

→用1根瑜伽带套住双肘，与肩同宽。向上进入头倒立式。

〉双肘与瑜伽带形成掠抗。（图1）

☼ 双肘外侧均衡地下压，双臂内侧、肱二头肌和三角肌上提。保持这个体式结构的稳定。

☼ 检查双肘，保证其与身体中线对称。

☼ 肱二头肌向上、向前（朝着肱三头肌方向），肩胛骨内收找肋骨。尝试加大小臂和大臂的角度，尽量到90°。

☼ 肱二头肌上提，肱三头肌向下，向双肘前侧伸展；双臂内侧上提，外侧向下切向双肘外侧。

☼ 在不使用瑜伽带时，确保向上进入体式时手肘不要移动。

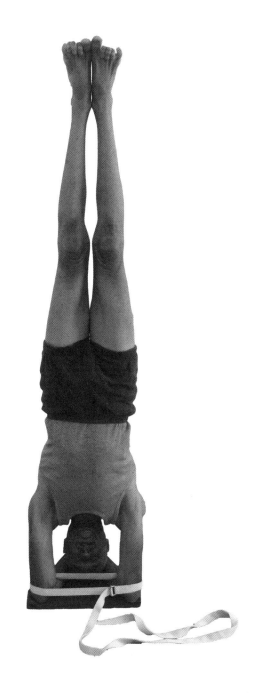

图1　头倒立式肘部套瑜伽带

变体8

双肩上提：支撑头部

辅　具

1条瑜伽毯

功效　很多人认为头部放在支撑物上似乎会挤压颈部，但是，大多数情况下这样做会使双肩更好地上提，由此可创造颈部的长度。

头倒立式中，在头顶保持落于地面的前提下，肩胛骨应尽可能地上提。对很多人来说，头部略高于地面时双肩会更容易上提。大臂比头颈更长者尤其如此。如图1所示，可清楚地看到双肩上提可以使头部离开地面。

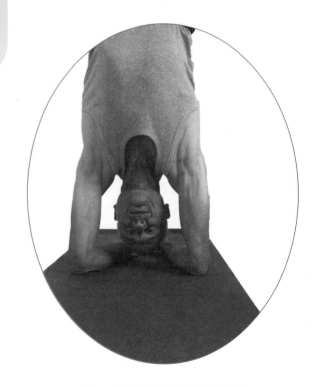

图1　头部抬高使双肩上提更高

可以背对墙面，距离墙面10～15厘米进行尝试。脚跟抵靠墙面，双肩上提，检查一下头部是否离开地面了。（图2）

不过，头顶落于地面对头倒立式至关重要。因此，如果在体式中头部抬离了地面，则需要用折叠的瑜伽毯支撑头部。可以按照如下方法确定头部所需的支撑高度。

→跪立，像准备进入头倒立式那样将头部、小臂落于地面。（图3）

〉小臂下压地面，双肩尽可能上提，使头部抬离地面。

〉双腿伸直，双脚向前挪动，背部保持内凹。

〉保持肩胛骨的高度，颈部释放，头部放低找地面。

〉直到双肩要塌落前的那一刻。观察头顶与地面的距离。这就是需要用瑜伽毯支撑头部的高度。

图2　脚跟抵靠墙面，头部抬高

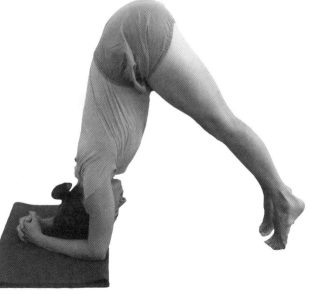

图3　双肩上提时测量一下头顶与地面的距离

☼ 应尽力避免对颈椎产生挤压，双肩要保持上提，肩胛骨要保持内收。

☼ 如果头部的支撑高度难以确定，可先从较薄的支撑物开始使用。

☼ 通过小臂下压来上提大臂。大臂找肩胛骨，肩胛骨找脊柱。同时双腿向上伸展。感觉这些动作是如何创造了脊柱能量的向上流动。

☼ 双眼柔和，平视前方，前脑收向后脑。

三折的瑜伽毯支撑头部

用三折的瑜伽毯支撑头部是较为普通的方法。

→取一条折叠的瑜伽毯，如肩倒立式中用来做平台的那种，将之三折。

〉将此三折的瑜伽毯放在瑜伽垫上，将小臂分别放在瑜伽毯两侧。

〉十指交扣，放在折叠的瑜伽毯的一端。小臂和双手外侧均落于瑜伽垫上。（图4）

〉不要将瑜伽毯的一端放在手掌上，以免进入体式后将头部向前推。双掌与瑜伽毯之间留出一点空间。

〉向上进入头倒立式，双肩保持上提。（图5）

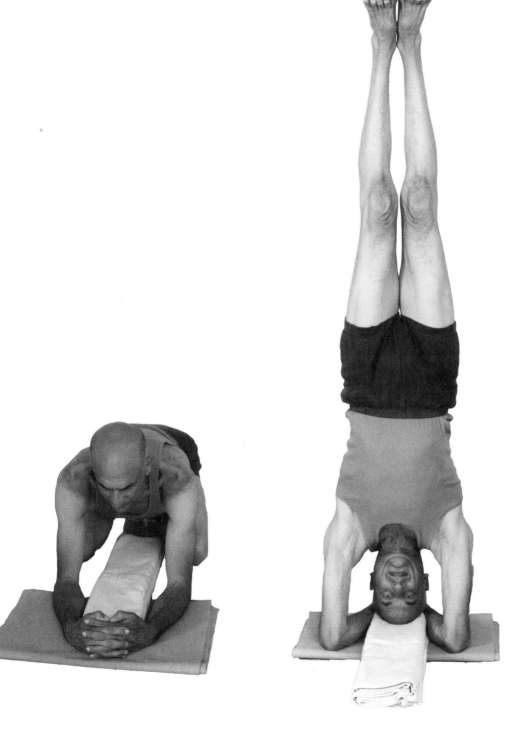

图4　准备三折的瑜伽毯支撑头部

图5　在三折的瑜伽毯上进入头倒立式

一折的瑜伽毯支撑头部

如果用三折的瑜伽毯支撑头部太厚了，则可以用一折的瑜伽毯进行支撑。

→将瑜伽毯的两边向内叠，使小臂可以落到瑜伽垫上。

〉头部落于瑜伽毯的一角，双肩上提，向上进入头倒立式。（图6）

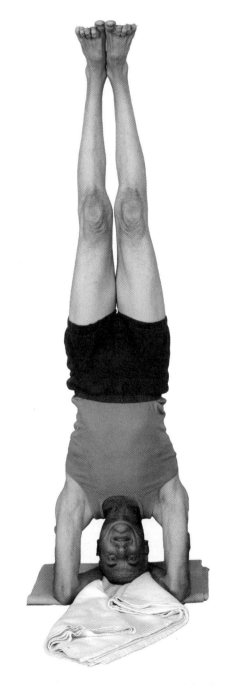

图6　在一折的瑜伽毯上进入头倒立式

二折的瑜伽毯支撑头部

〉将二折的瑜伽毯斜着放在瑜伽垫上。

〉小臂落于瑜伽垫上，靠近瑜伽毯的一角。可将瑜伽毯的另一端折叠起来，使小臂能完全落于瑜伽垫上。

〉小臂下压，双肩上提，进入体式。（图7）

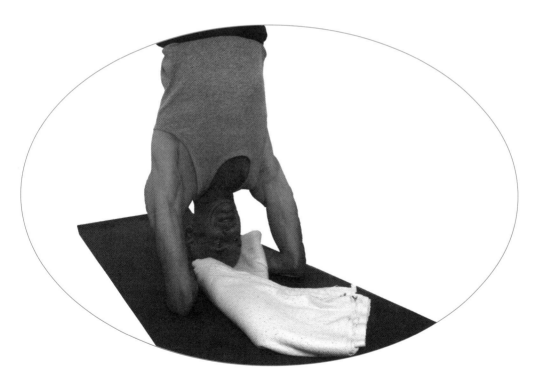

图7　在二折的瑜伽毯上进入头倒立式

变体9

支撑胸椎和肩胛骨：使用瑜伽砖

辅　具
几块瑜伽砖
墙面
1条瑜伽毯（可选）

功效　对于胸椎，即上背部的支撑，可减少双臂和颈部的负荷，从而使得胸腔更易打开，呼吸更深，在体式中可以保持更长时间。找到上背部正位的感觉，有助于在无支撑时重复此体式。

头倒立式的挑战之一是胸椎和肩胛骨的内收。内收不到位就会对颈部施加压力，长此以往可能导致颈部的损伤。双臂虚弱或者有损伤、驼背、斜方肌僵硬等情况会使此动作难以完成，这时就需要适当的支撑。即便可以独立完成此动作，偶尔借用支撑也会从中受益。

瑜伽砖的摆放有几种方式。根据练习者的身高、身体结构、肩胛骨的灵活度，以及所用瑜伽砖类型的不同，对瑜伽砖的摆放可以做出适当调整。在这里给出几种示范，练习者可以进行尝试找出最适合自己的方式，甚至发明出新的方式。

支撑胸椎

I. 将 1～2 块瑜伽砖平放在 1 块竖放的瑜伽砖上（大臂长者需要在上面放 2 块）。（图 1~图 3）

→十指不要交扣，而是稳固地握住瑜伽砖。

〉头部落在瑜伽垫上，距离竖放的瑜伽砖约 5 厘米，向上进入体式。

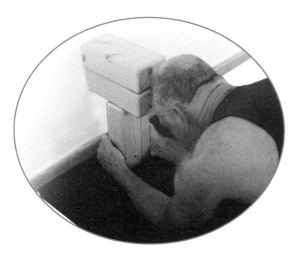

☼ 尝试几次，找到头部相对于竖放的瑜伽砖的正确位置。你应该感觉到水平放置的瑜伽砖支撑着肩胛骨之间的脊椎，同时头顶也要着地。水平放置的瑜伽砖的凸出会增加你抬腿进入体式的难度。

图1 将2块最低高度瑜伽砖放在竖放的瑜伽砖上支撑胸椎

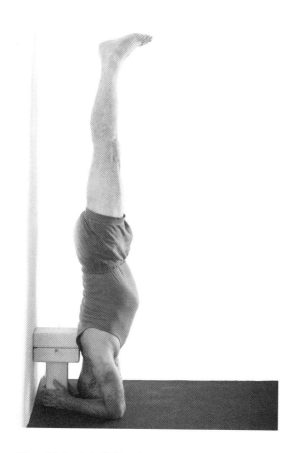

图2 瑜伽砖支撑的头倒立式——2块最低高度瑜伽砖放在1块竖放的瑜伽砖上

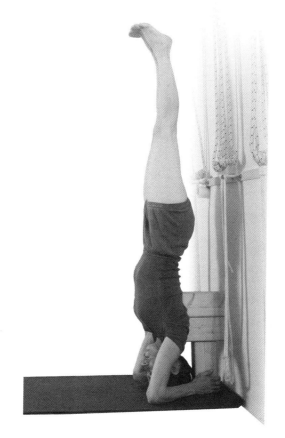

图3 瑜伽砖支撑的头倒立式——2块中等高度瑜伽砖放在1块竖放的瑜伽砖上

II. 双手握住最低高度瑜伽砖建立更宽的根基

→将1块瑜伽砖以最低高度靠近墙面放置，在其上以最高高度放置1块瑜伽砖，然后在最上面以中等高度再放置1块，短边靠墙面。（图4）

〉双手握着最低高度瑜伽砖，向上进入头倒立式。最上面的瑜伽砖支撑胸椎。（图5）

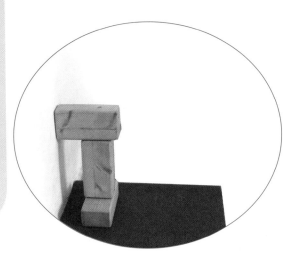

图4　最低–最高–中等高度瑜伽砖的摆放

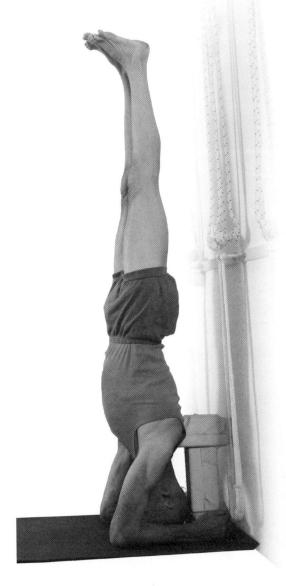

图5　瑜伽砖支撑的头倒立式——最低–最高–中等高度瑜伽砖的摆放

III."桥"支撑胸椎

→用4块瑜伽砖搭建一个"桥"结构。（图6）

> 半杯状手掌放在"桥"下。

> 向上进入体式。最上面的瑜伽砖支撑胸椎。（图7）

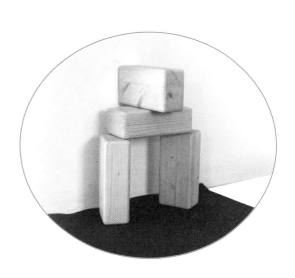

图6　用4块瑜伽砖搭建一座"桥"

◎ 上背部得到支撑后头顶容易抬离地面。如果这样，可按变体8所示以折叠的瑜伽毯支撑头部。

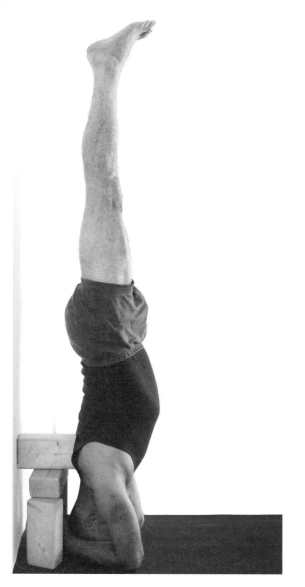

图7　"桥"支撑胸椎的头倒立式

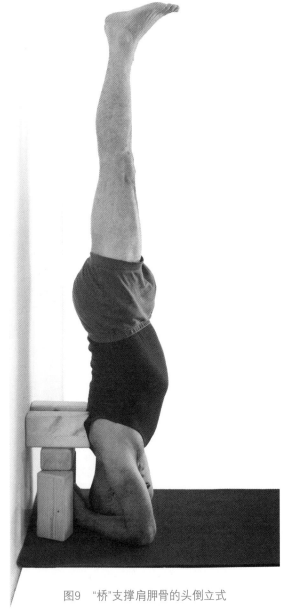

支撑肩胛骨

I. "桥"结构

→用3块瑜伽砖搭建一座"桥"，然后将2块中等高度瑜伽砖放于其上。（图8）

上面2块瑜伽砖之间的距离应该与两肩胛骨之间的距离匹配。

〉上面2块瑜伽砖支撑着肩胛骨向上进入体式。（图9）

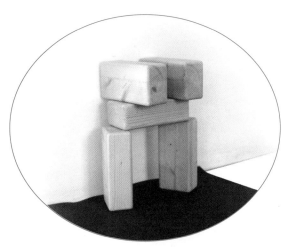

图8　用5块瑜伽砖搭建一座"桥"

图9　"桥"支撑肩胛骨的头倒立式

II."T" 形结构

→用2块瑜伽砖组成"T"形结构，将另外2块瑜伽砖放在"T"形结构上。（图10）

上面 2 块瑜伽砖之间的距离应该与两肩胛骨之间的距离匹配。

〉双手握住下面竖放的瑜伽砖进入体式。（图 11 ）

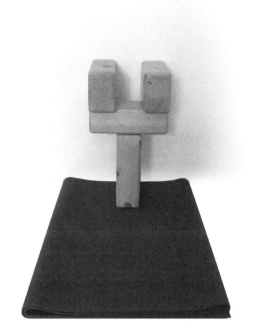

图10　2块瑜伽砖放在"T"形结构上

◎ 上面2块瑜伽砖要同时放置，否则"T"形结构会因失去平衡而倒塌。

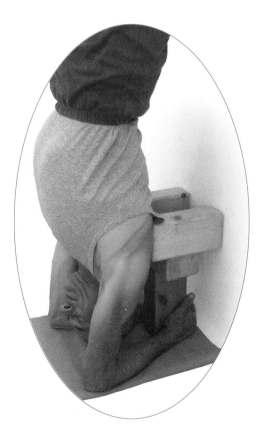

图11　"T"形结构支撑肩胛骨的头倒立式

适用 所有头倒立式变体，尤其是侧扭转头倒立式（*Pārśva Śīrṣāsana*）和单腿头倒立式（*Eka Pāda Śīrṣāsana*）。

变体10

支撑肩胛骨：利用瑜伽椅

辅　具
1把瑜伽椅
几块瑜伽砖
墙面（可选）
2条瑜伽毯（可选）
几张瑜伽垫（可选）

功效　瑜伽椅可以稳定肩胛骨，并有助于保持体式的平衡、对位。在利用倒置的瑜伽椅支撑时，还可以为肘部提供支撑结构。双肘推椅背可以激活双臂。

这里给出两种使用瑜伽椅的方式。分别试一试，看看哪种更适合你的身体形态。

倒置的瑜伽椅

→将瑜伽椅倒置，椅腿抵墙。

〉如果进入体式后椅座后缘低于你的肩胛骨，可用瑜伽砖将瑜伽椅垫高。（图1）

◎ 将椅腿抵墙放置，可防止其从瑜伽砖上滑落。

〉双肘抵靠椅背框架，向上进入体式。椅座后缘支撑肩胛骨。（图2）

☼ 双肘推椅背，激活大臂。

☼ 大臂内侧上提，两侧锁骨展开。

☼ 椅座支撑肩胛骨，使之内收（向前）。

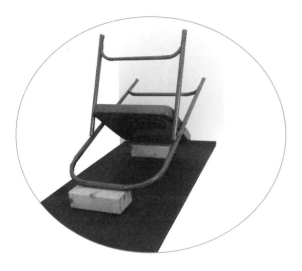

图1　用瑜伽砖垫高瑜伽椅

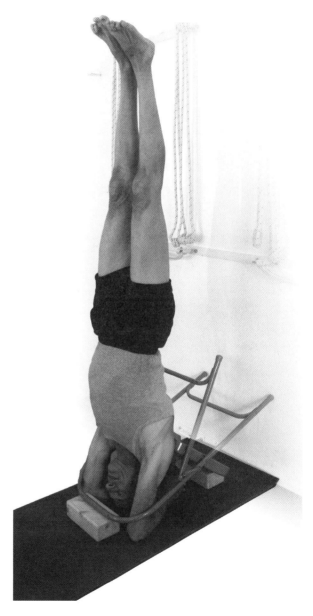

图2　倒置的瑜伽椅支撑肩胛骨的头倒立式

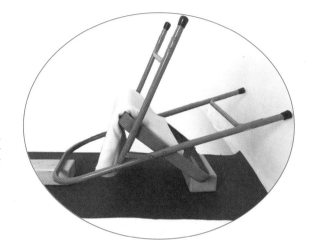

图3　用瑜伽毯垫高椅座

〉 如果椅座没有对肩胛骨起到很好的支撑作用，可能是椅座离肩胛骨太远。此时可以将几条折叠的瑜伽毯垫在椅座上。（图3）

〉 如果椅背比双肩宽，可将几条折叠的防滑瑜伽垫（或者几小块防滑瑜伽垫）垫在椅背两侧。（图4）

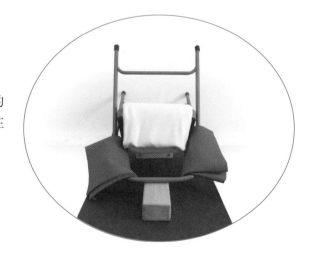

图4　调整椅背宽度

椅座前缘

→瑜伽椅靠墙放置，用椅座前缘支撑肩
胛骨。

〉 对很多人来说椅座都高于肩胛带。此
时需要一个抬高的平台。你可以在椅腿之间
铺上几条瑜伽毯或者如图5所示用三块泡沫
瑜伽砖搭建一个抬高的平台。

☼ 手腕外侧压实地面。

☼ 如果瑜伽椅有折叠的趋势，则用瑜伽
   带将它捆绑起来。

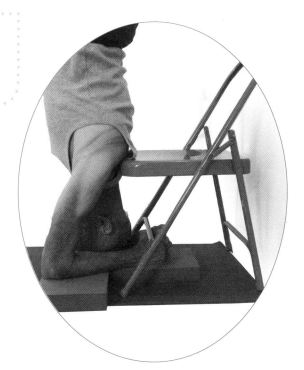

图5　瑜伽砖垫高双手和双肘的
椅座支撑双肩的头倒立式

适用 大部分头倒立式变体，尤其是侧扭转
　　　头倒立式（*Pārśva Śīrṣāsana*）、单腿
　　　头倒立式（*Eka Pāda Śīrṣāsana*）以及
　　　单腿侧着地头倒立式（*Pārśvaika Pāda*
　　　Śīrṣāsana）。

变体11

支撑肩胛骨：利用低的墙绳

辅 具
1根墙绳

功效 低的墙绳可以帮助肩胛骨保持上提、稳定。

——将一根长瑜伽绳绑在低的墙钩上，形成一根墙绳绳套，与地面等高。

〉两腿分开，靠近墙面站立，墙绳在两腿之间，前屈。（图1）

◎ 如果瑜伽绳不够长，可把两根接在一起。

〉头和双臂穿进绳套，将墙绳调整到肩胛骨处。（图2）

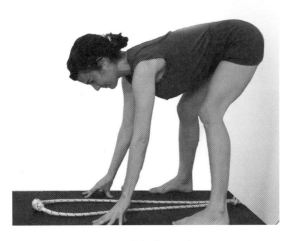

图1 准备进入绳套

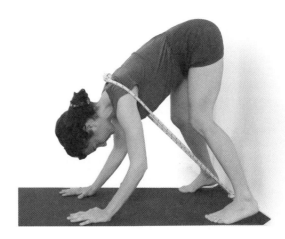

图2 进入绳套

适用 所有头倒立式变体。尤其是侧扭转
头倒立式（*Pārśva Śīrṣāsana*）和单
腿扭转头倒立式（*Eka Pāda Parivṛtta
Śīrṣāsana*）。如果背部比较柔软，
还可以在墙绳的支持下弓背进入双
脚内收直棍式（*Dwi Pāda Viparīta
Daṇḍāsana*）。

⟩ 保持墙绳的位置不动，将小臂落于瑜
伽垫上，十指交扣，脚跟抵靠墙面。上身向
远离墙面的方向移动，将墙绳绷紧。（图3）

⟩ 双腿依次抬起，进入头倒立式。（图4）

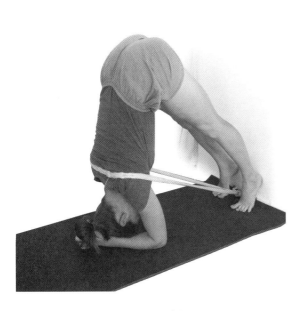

图3　绷紧墙绳

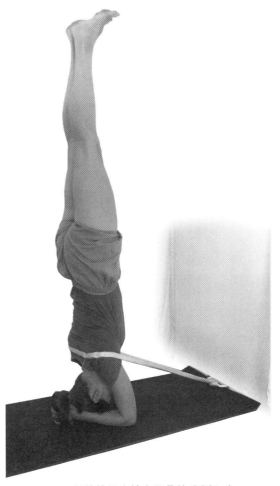

图4　低的墙绳支持肩胛骨的头倒立式

变体12

感觉肩胛骨: 瑜伽带捆绑胸部

辅 具
1根瑜伽带

功效　与瑜伽带的接触可培养胸部上端和
肩胛骨的觉知, 有助于肩胛骨内收, 感觉
肩胛骨的对称。

　　此变体与第一册中山式 (*Tāḍāsana*□ 变
体 12 类似, 但在头倒立式中肩胛骨的工作更
重要, 因为这可将身体的大部分重量转移到
双臂上。

　　→将瑜伽带套在胸部上端, 然后拉紧
它, 贴近皮肤, 但不要太紧。(图1)

　　〉向上进入头倒立式。(图 2)

> ☼ 如果有搭档, 可以请搭档先将练习者
> 的肩胛骨向下拉、向体前推, 然后再
> 将瑜伽带拉紧。这将增强肩胛骨的动
> 作。

☼ 肩胛骨内收，远离瑜伽带，胸骨向前，朝向瑜伽带。

☼ 胸部上端上提，就好像要将瑜伽带抬起。

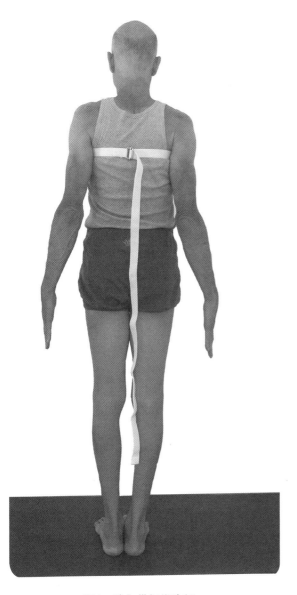

图1 瑜伽带捆绑胸部

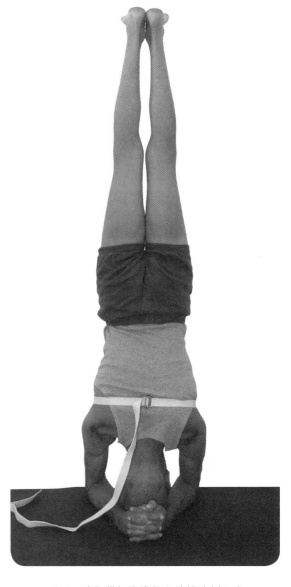

图2 瑜伽带捆绑胸部上端的头倒立式

变体13

感知头部的方向: 头后侧抵靠瑜伽砖

辅 具
1块瑜伽砖

功效 瑜伽砖有助于保持头部的稳定以及对其方向的感知。头部垂直对位可以确保大脑前后循环的均衡。这可产生一种特殊的感觉，宁静、沉稳。眼睛内收，使体式更内省。由于各种原因不能十指交扣、用手掌支撑头部者可以用这种方法练习头倒立式。

初学者头倒立式的平衡点往往介于头顶和前额之间。不过，要想获得此体式的全部好处，头部必须完全垂直，这时一条想象的铅垂线从头顶穿过会阴直达两脚踝的并拢点。

从侧面看他人做头倒立式。观察其耳朵的纵向线：如果它与地面完全垂直，头部则处于正位。独自做体式时，你可能看不到头部的确切位置。此时可以利用瑜伽砖培养对头部位置的觉知。

→ 双手不要十指交扣，而是握住一块瑜伽砖，将其抵靠枕骨（头骨后侧）。

〉 向上进入头倒立式，十指握紧瑜伽砖，将其牢牢地拉向枕骨。

〉 尝试将头稍向后转，在头顶后部找到平衡。（图 1）

〉 当你找到正确的平衡点时，观察这对大脑和思维的影响。

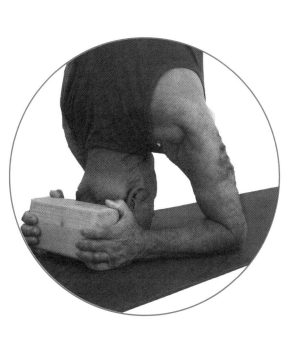

图1　头后侧抵靠瑜伽砖的头倒立式

⚠ 在体式中不要移动头部，以免
损伤颈部。要调整头部的位
置，必须出体式，调整后再重
新进入。
不要尝试将颈部完全伸直。应
该保持其自然曲度（前凸）。

☼ 如果瑜伽砖没有支撑到头骨后侧
的中央，则用手指将瑜伽砖抬高
一点。（图1）

☼ 眼球柔软，收进眼窝。目光平
视，柔和，不要凝视。

☼ 大脑的顶端不要推向头骨，向地
面沉降，而是想象着将大脑向胸
部上提。大脑细胞不应该有被挤
压或者发热的感觉。

☼ 艾扬格大师说在头倒立式中大脑
应该保持清凉，你感觉到了吗？

变体14

感知头部的方向：瑜伽带放在头顶下方

辅 具
1根瑜伽带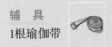

功效　有些人的头部往往会歪向一侧或者转向一侧。瑜伽带有助于感知并纠正这种现象。

→在瑜伽垫中间放置一根瑜伽带，拉直。

〉头顶落于瑜伽带的一端，向上进入体式。（图1）

〉目视前方，视线沿着瑜伽带看向远方。

〉依次闭上一只眼睛，检查两侧眼睛看到的景象是否对称。

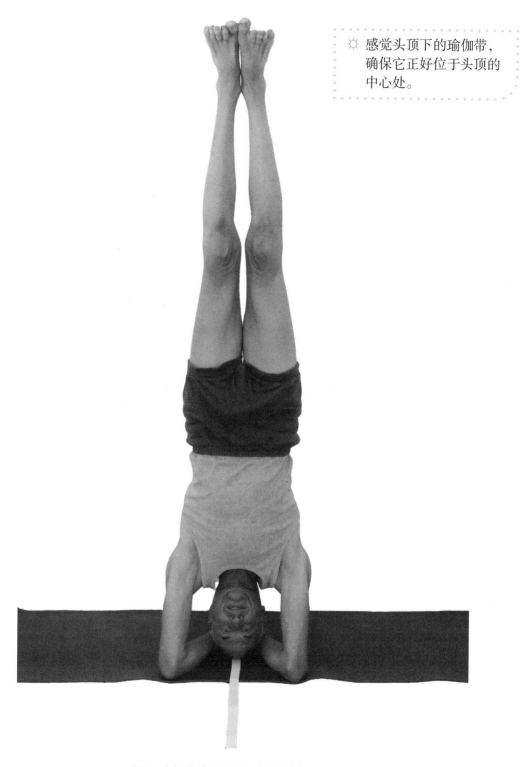

☼ 感觉头顶下的瑜伽带，
确保它正好位于头顶的
中心处。

图1 瑜伽带放在头顶下方的头倒立式

双肩上提在头倒立式中十分重要。如果在体式中不能保持双肩（肩胛带）上提，颈椎则面临受到伤害的风险，也会对双眼和双耳造成挤压，这将大大降低头倒立式对这些感觉器官的益处。大脑细胞也不应该有被挤压的感觉，否则练习者会体验到压力而不是愉悦。下面几个变体利用辅具上提双肩。一旦体验到双肩上提的感觉，就可以在不用辅具时更好地重现这种体验。

变体15
上提双肩：搭档拉动瑜伽绳

辅 具
1根瑜伽绳
2位搭档
墙面（可选）

功效 搭档拉瑜伽绳可以上提双肩；结合小臂的压地可伸展颈部，使体式感觉更轻盈。

在此变体中，2位搭档帮助练习者上提双肩，分别负责上提一侧的肩部，同时用脚压住相应一侧的小臂。2位搭档的动作应该如镜像般同步进行。

给搭档的指导：

→练习者背对墙面进入头倒立式后，分别站在对方两侧。将瑜伽绳塞到其颈部和肩部之间。

〉将你的足弓放在练习者的小臂上，温和地压向地面，将瑜伽绳斜着向自己的身前拉。

适用 孔雀起舞式（*Pīnchā Mayūrāsana*）和手倒立式（*Adho Mukha Vṛkṣāsana*）。

◎ 练习者背对墙
　面进入体式。
　因为搭档的拉
　动可能会使其
　失去平衡。

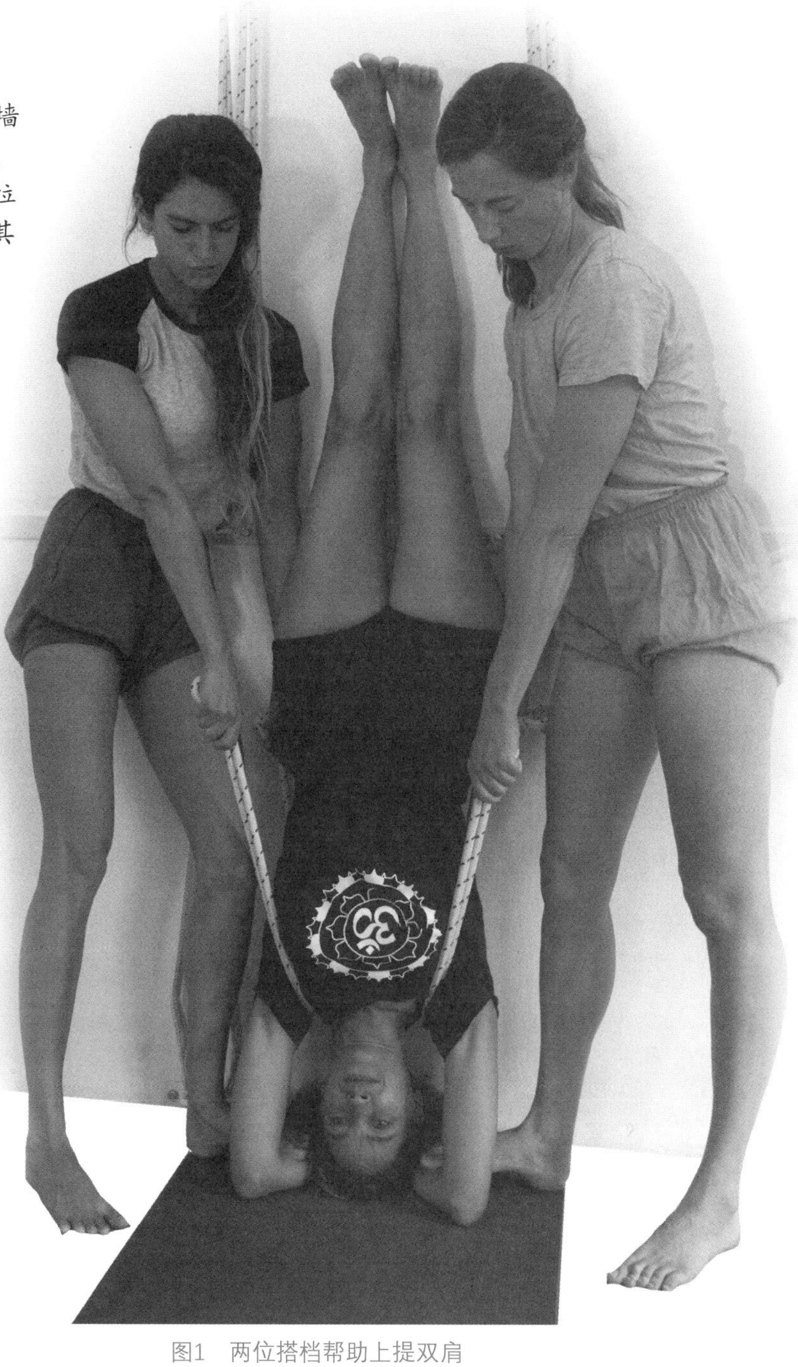

图1　两位搭档帮助上提双肩

变体16

上提双肩：搭档用小腿骨辅助

辅 具
1位搭档

功效 上提肩部和斜方肌可使颈部伸展、放松。这也明确了在头倒立式中双肩上提、展宽的动作。

搭档用其小腿作为杠杆将练习者的双肩上提。（参见变体31）

给搭档的指导：

→在练习者将小臂和头部放到地面后，坐在其背面，将你的双脚和小腿小心地插入其小臂和大臂的间隙处。

〉将小腿放在对方颈部和肩部的空隙处，温和地上抬小腿，从而上提对方的双肩。（图1）

〉当对方向上进入头倒立式时支撑其背部，使其保持双肩上提，不要将之向前推。（图2）

◎ 如果练习者难以稳定，则搭档可以靠墙坐。练习者万一失去平衡可将脚跟抵靠墙面。（图3）

〉保持一会儿后，可以慢慢收回你的双腿，练习者可独立在体式中保持一会儿，尝试继续保持斜方肌和双肩同样上提。

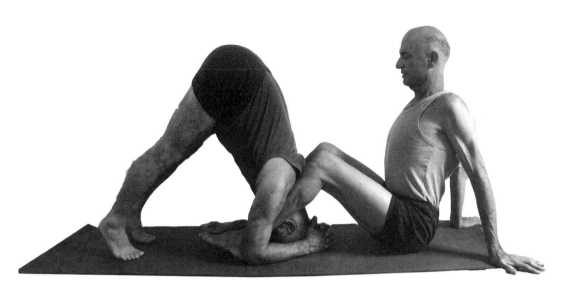

图1 搭档用小腿上提双肩，第一阶段

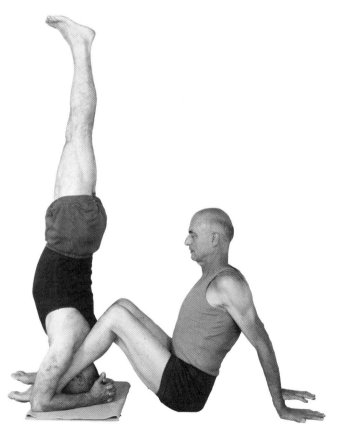

图2 搭档用小腿上提双肩，最终阶段

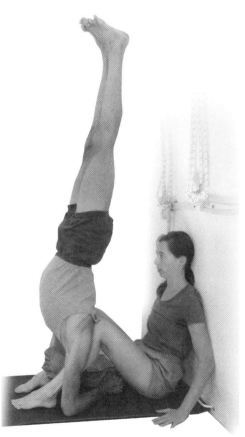

图3 搭档用小腿上提双肩，靠墙坐

变体17

上提双肩：瑜伽带从脚跟套到肩胛带

辅 具
1根瑜伽绳
1根长瑜伽带

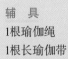

功效 脚跟拉动环绕肩胛带的瑜伽绳，有助于上提双肩。这和第一册山式变体11中肩部的牵引类似，但是在头倒立式中上提双肩的作用更重要，也更难获得。用双腿的力量将双肩向上拉可解除颈椎区域的挤压，并帮助我们学习这个动作。

→参见第一册中山式（*Tāḍāsana*）变体11，将瑜伽绳环绕肩胛带。将长瑜伽带穿过环绕肩胛带的瑜伽绳，调整其长度。（图1）

> 跪立，准备进入头倒立式。用一侧脚跟勾住瑜伽带，将其绷紧。

> 脚跟带着绷紧的瑜伽带向上进入头倒立式。（图2）

> 进入体式后，另一侧脚跟也穿入瑜伽带的环套，双脚跟并拢，绷紧瑜伽带。（图3）

> 如果有搭档帮助，可如图4所示，将瑜伽绳在背后穿过环绕肩胛带的一段，从而加强对双肩的牵拉。

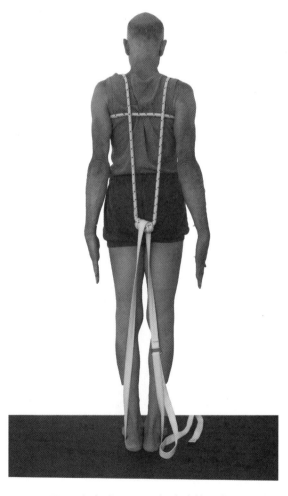

图1 山式（*Tāḍāsana*）中牵拉双肩

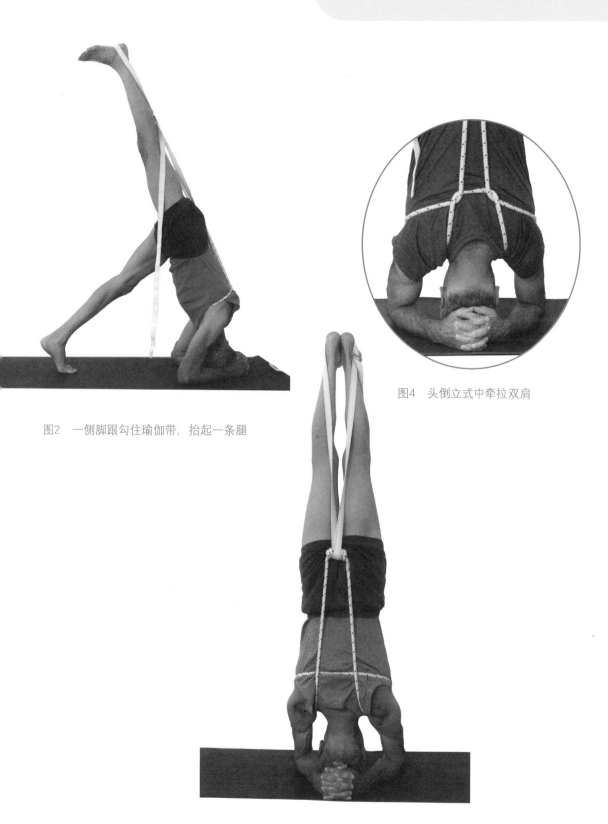

图2　一侧脚跟勾住瑜伽带，抬起一条腿

图4　头倒立式中牵拉双肩

图3　双腿向上伸展，上提斜方肌

变体18

激活双腿：两大腿夹砖

辅 具

1块瑜伽砖
1根瑜伽带

功效 瑜伽砖可以激活双腿，帮助大腿内旋。这还能创造出骨盆和下腹部的宽度，并有助于腰椎的后移。

◎ 如果你难以保持体式的稳定，则选用软的瑜伽砖，橡胶或者软木的，而不要用硬木的，减轻其一旦滑落造成的冲击。

◎ 如果大腿夹着瑜伽砖无法进入体式，则可请搭档帮忙，在进入体式后再将瑜伽砖放入大腿之间。

→ 两大腿夹砖，进入头倒立式。

〉 大腿用力夹砖，并尝试将其上提。

〉 大腿内旋，就好像要把瑜伽砖向后推。

〉 尾骨内收，向上找瑜伽砖。坐骨上提，向上找脚跟。（图1）

☼ 后侧腹股沟向外转，观察臀部的皮肤被如何展开，是否像要把骨盆包住一样。

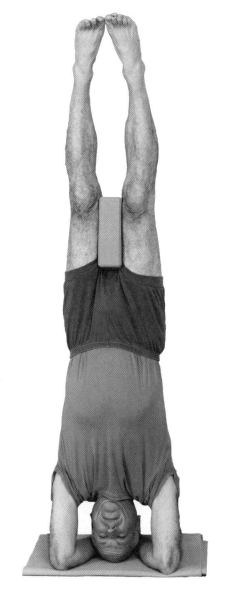

图1 大腿夹砖的头倒立式

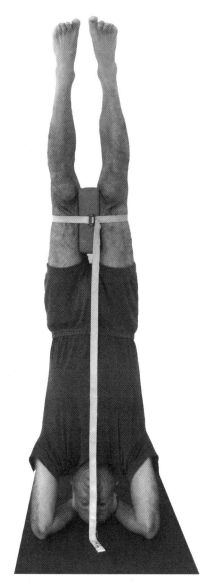

用瑜伽带套住大腿

骨盆带的扩展配合瑜伽带带来的紧致，保持体式就不那么费力了。此方式适合孕晚期的女性。

→ 大腿夹砖，拉紧套住大腿的瑜伽带。

☼ 将瑜伽带的环扣调整到两大腿之间，瑜伽带的自由端向下垂落作为铅垂线，检测体式的对位和稳定性。向下垂落的瑜伽带与鼻尖和前额的中心对齐。瑜伽带的摇摆程度反映出双腿的状态。尝试保持体式的稳定，最终瑜伽带将停止摇摆，稳定下来。

图2　大腿夹砖、瑜伽带套住大腿的头倒立式

变体19

激活双腿: 瑜伽带捆绑双腿、双脚

辅 具
几根瑜伽带
1张瑜伽垫

功效 瑜伽带的捆绑使双腿的觉知变得敏锐，有助于双腿的扩展和上提。感觉环扣与皮肤的接触，将环扣抬高！

瑜伽带可以捆绑双腿的不同位置，位置不同，效果也会不同。这里给出几种示范供大家体验。请享受它们的美妙吧！

◎ 在这些变体中，两条腿必须一起抬起进入体式，而不能两条腿依次抬起。但是，你可以屈膝向上进入体式。

瑜伽带套捆绑脚踝和小腿（图1）

脚踝和小腿套上瑜伽带有助于跗骨和跖骨的内旋以及双腿的稳定，从而提高体式的稳定性。

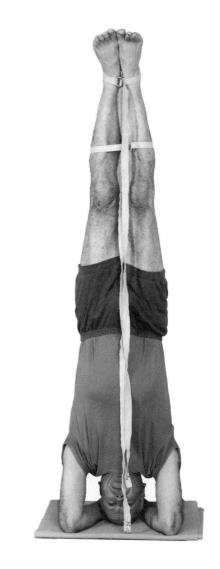

图1 瑜伽带捆绑脚踝和小腿的头倒立式

瑜伽带捆绑大脚趾，使其并拢，这对脚趾难以张开、两大脚趾难以并拢者尤其有效。有些人的大脚趾关节突出，拇外翻，无法将大脚趾和第二根脚趾分开，套住大脚趾可使其感受到体式的对位和稳定。

☼ 足弓内侧向前、前后同时伸展。向前伸展找大脚趾，向后伸展找脚跟内侧。

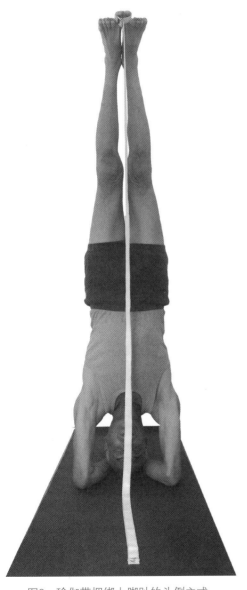

图2　瑜伽带捆绑大脚趾的头倒立式

瑜伽带做成"凉鞋"

瑜伽带交叉将双脚捆绑在一起，使双腿稳定，带入一种宁静感。它还可使大脚趾并拢。

→将瑜伽带打开，套住两根脚趾，两端交叉。（图3）

〉然后将瑜伽带两端绕到脚底，交叉后绕到脚踝前侧，再次交叉。（图4）

〉最后绕到小腿后侧，将一端穿入环扣，拉紧。（图5）

〉向上进入头倒立式。（图6）

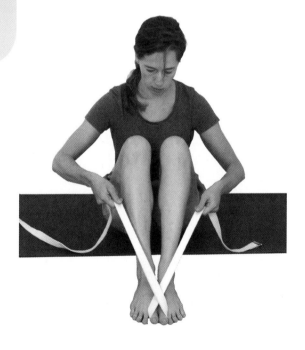

图3　制作"凉鞋"第一步

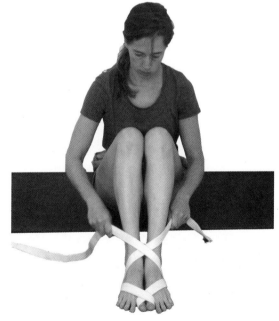

图4　制作"凉鞋"第二步

☼ 双脚与瑜伽带形成拮抗，从而拓宽双脚，激活双腿。

☼ 双脚内侧边缘上提，由内向外展开所有脚趾，好像要将瑜伽带向外拉。

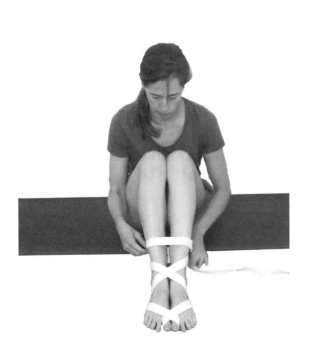

图5　制作"凉鞋"最后一步

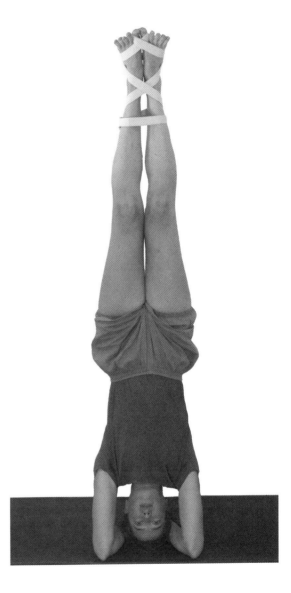

图6　穿着"凉鞋"的头倒立式

6根瑜伽带和1张卷起来的瑜伽垫

此方法对那些双腿略畸形者非常有用，例如O型腿和X型腿。它还可缓解膝关节疼痛。坚持不懈的练习将改善双腿的股骨和膝关节的对位。

这与第二册中手杖式（*Daṇḍāsana*）变体7类似。

→手杖式坐立。将6根瑜伽带依次套好。（参见第二册手杖式变体7）

〉将瑜伽垫卷起来，插入到双腿之间，然后拉紧所有瑜伽带。

〉向上进入头倒立式。（图7）

适用 双腿伸直、并拢的体式。例如，支撑肩倒立式（*Sālamba Sarvāṅgāsana*）、上伸腿式（*Ūrdhva Prasārita Pādāsana*）和手杖式（*Daṇḍāsana*）。

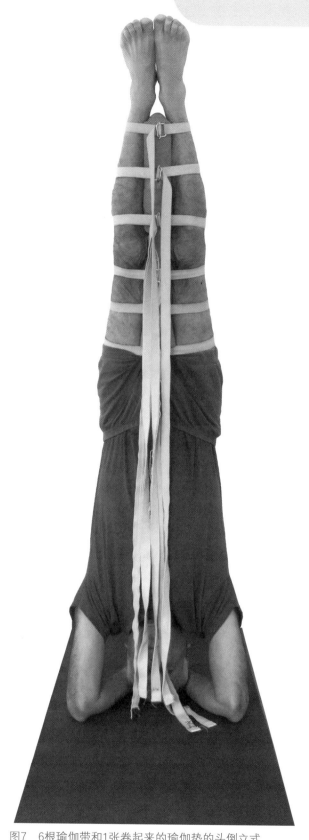

图7　6根瑜伽带和1张卷起来的瑜伽垫的头倒立式

变体20

上提臀部: 瑜伽带捆绑骨盆, 套在脚跟上

辅 具
1根双环扣瑜伽带
1根单环扣瑜伽带

◎ 双环扣瑜伽带的两端各有
一个环扣, 第二个环扣用
于连接常规的单环扣瑜伽
带。

功效 瑜伽带捆绑骨盆使髋部变得紧实, 骨
盆和双腿也变得敏感。用脚跟拉瑜伽带可以
上提臀部, 激活双腿。有助于缓解在头倒立
式中下背部的疼痛。

上提臀部在头倒立式中是一个很重要的
动作。但是, 臀部在身体的背面, 那里的觉
知通常比较迟钝, 臀部常常会向后凸出, 并
向腰部下垂。这将会对下背部施加压力。

→拉紧在骨盆处的双环扣瑜伽带, 调整
环扣的位置, 使自由端朝内。

〉另一根 (常规) 瑜伽带环扣反方向放置,
拉紧。调整2根瑜伽带, 两环扣位于骶骨两侧。

〉双臂向后伸, 均衡地拉紧2根瑜伽带。
(图1)

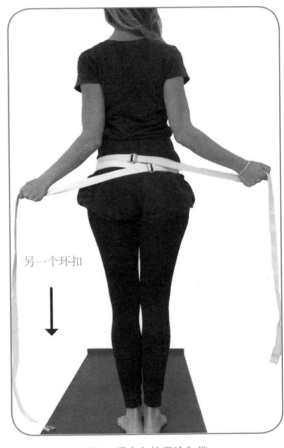

另一个环扣

图1 反方向拉紧瑜伽带

〉将常规瑜伽带连接到双环扣瑜伽带的另一个环扣上，调整长度，使之垂落时接近地面。（图2）

〉山式站立，屈膝，拉紧瑜伽带。在伸直双腿时，瑜伽带应该完全绷紧，并且能感觉到臀部的拉力。

◎ 如果没有双环扣瑜伽带，可以把2根常规瑜伽带自由端系在一起替代。但这样调整瑜伽带的长度就会困难得多。

〉调整好瑜伽带的长度后，向上进入头倒立式。参见变体17，先用一侧脚跟蹬紧瑜伽带，然后再双脚并拢，两脚跟一起将瑜伽带绷紧。

〉在头倒立式中保持，双腿向上伸展，将臀部向脚跟方向上提。（图3）腹部器官柔软，向横隔膜方向收回。

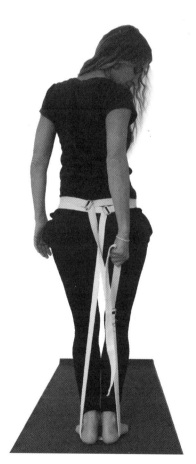

图2　调整瑜伽带的长度

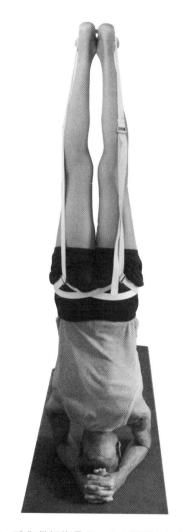

图3　瑜伽带捆绑骨盆，套在脚跟上的头倒立式

变体21

稳定双腿：两个大脚趾夹笔，双脚挂小杠铃片

辅 具
1支笔
1位搭档和1张纸
或1片小杠铃片和1根长瑜伽带

功效 在体式中体验到的稳定性越多，获得的益处就会越多。这里给出两种方式用于查看和改善头倒立式中的稳定性——两大脚趾夹1支笔，或者在双脚上挂1片小杠铃片。这两种方法都会将觉知引向双腿、双脚和大脚趾。两大脚趾之间夹笔还可教我们如何张开脚趾。

☼ 学习创造大脚趾和二脚趾之间的空间。

☼ 想象你的双脚上放有一张纸，或者你也可以请搭档真的在你的双脚上放一张纸。（图2）你的任务是在纸上画出一个点。如果双腿抖动、摇摆，就会在纸上留下一堆乱画的印记。

☼ 学习稳定双腿。尽量减少双腿的运动，体式也会随之更加安静。

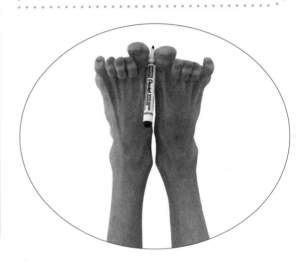

图1 头倒立式中大脚趾夹笔

大脚趾夹笔

→两大脚趾夹1支笔，然后向上进入头倒立式。（图1）此时必须一直保持双腿的并拢。当然，也可以选择屈腿进入体式。

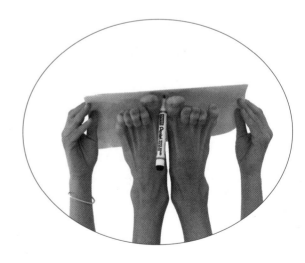

图2 头倒立式中双脚上放一张纸

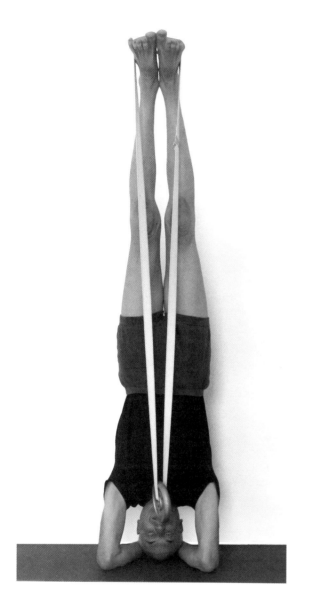

图3　用小杠铃片作为铅锤做头倒立式

双脚上挂1片小杠铃片作为铅锤

　　将 1 片小杠铃片挂在双脚上作为铅锤，以此反映双腿的动作。

　　→将1片2～3千克的杠铃片绑在瑜伽带上，调整瑜伽带的长度，在你进入体式后杠铃片刚好悬挂于你面前。

　　〉一只脚勾住瑜伽带，向上进入头倒立式。然后双脚并拢，一起提起杠铃片。（图 3）

　　◎ 以这种方式进入头倒立式有一点挑战。如果可能，请搭档在你进入体式后再将杠铃片挂到双脚上。

　　〉双腿稳定，直到杠铃片静止不动。继续盯着杠铃片，留意它的运动。学习在体式中保持安静不动。

变体22

激活双腿：搭档向上拉两大腿之间的

瑜伽绳

辅 具
1根瑜伽绳
1根瑜伽带
1把瑜伽椅
1位搭档

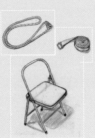

功效　搭档向上拉瑜伽绳，可使练习者更好
地感知大腿内侧，有助于双腿内侧的拉长和
上提。双腿夹紧瑜伽绳使之更大程度地被激
活。向上的拉力使体式更轻盈，从中可以体
会双腿在头倒立式中的作用。

给搭档的指导：

→练习者向上进入头倒立式后，在其身
后放置1把瑜伽椅，站在上面。

﹀ 让练习者双腿分开少许，将准备好的
瑜伽绳放在其双腿之间，绳结处于其两大腿
之间。

﹀ 示意练习者双腿并拢，夹紧瑜伽绳。
还可以在练习者大腿上捆绑 1 根瑜伽带帮助
其双腿并拢。（图 1）

﹀ 将瑜伽绳温和地向上拉。练习者双腿
并紧，与瑜伽绳的拉力形成拮抗。

◎ 如果练习者两腿并拢时，双腿之间空隙
较大，难以夹紧瑜伽绳，可以将瑜伽绳
从下方穿过捆绑双腿的瑜伽带，握住瑜
伽绳两端，均衡地向上拉。（图2）

☼ 双腿向上伸展以使骨盆上提，同时完
全放松腹部器官，使它们向后找腰
部、向下找横隔膜。

☼ 感觉横隔膜呼吸是如何按摩腹部脏器
的。

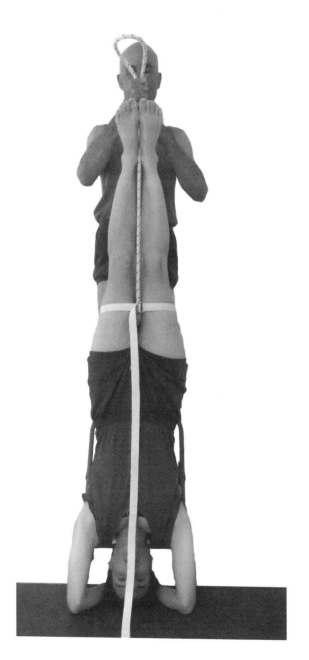

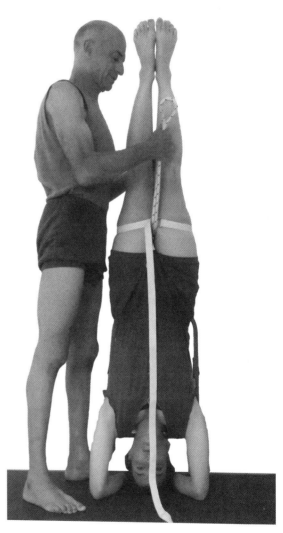

图1　搭档向上拉瑜伽绳的头倒立式　　　　　　　图2　双腿内侧上提的另一种方式

变体23

激活双腿:搭档向下拉腹股沟处的瑜伽绳

辅 具
2根瑜伽绳
或2根瑜伽带
2位搭档

功效 通常肌肉在与阻力对抗时更容易被激活,借助阻力,还能明确肌肉的工作方向。一旦体会到了,即使没有阻力,肌肉也可以被激活。在头倒立式中需要通过双腿向上伸展来上提骨盆。但究竟哪些肌肉参与工作、如何工作,往往并不清晰,毕竟我们习惯于通过对抗地心引力来激活双腿,而不是将双腿向空中伸展。在此变体中,搭档向下拉腹股沟,双腿和臀部在拮抗中可以更好地找到感觉,向上伸展。

接下来的两个变体中运用辅具会使体式变得更难,而不是提供一些支持使其变得更轻松。但是,通过辅具帮助创造的阻力,可使身体感知预期的作用方向。之前我提到过,抵抗阻力远比推"空气"来得容易。

给搭档的指导:

→练习者进入头倒立式后,让其将双腿分开。

〉在练习者两侧腹股沟分别放 1 根瑜伽绳,握住瑜伽绳两端温和地垂直向下拉。

〉练习者将双腿并拢,向上伸展。

☆ 搭档:询问练习者拉力的大小如何,两侧拉力是否均等。根据其反馈进行相应调整。

☆ 练习者:双腿内侧从腹股沟处开始上提,同时保持腹部器官柔软,向脊柱方向内收。

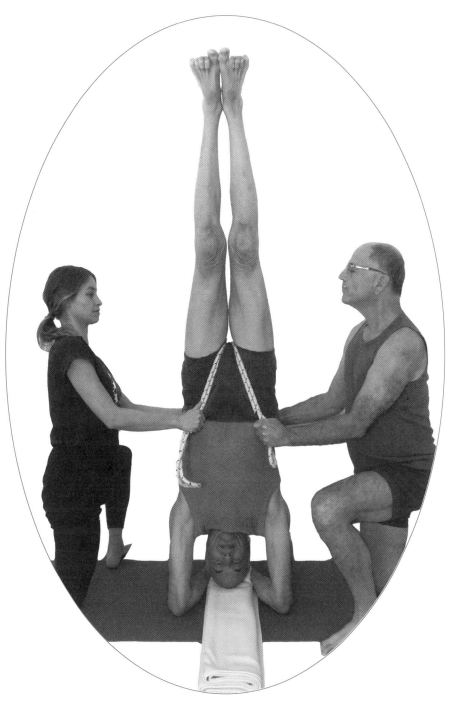

图1 2位搭档将腹股沟向下拉的头倒立式

变体24

激活双腿: 脚跟挂杠铃片

辅 具
1根瑜伽绳
1片杠铃片
1位搭档

功效　杠铃片教会我们如何使双腿和脊柱
垂直正位。如果双腿的位置不对,则很难
挂住杠铃片。杠铃片使得双腿伸展时要抵
抗阻力,从而有助于双腿骨骼的强化。

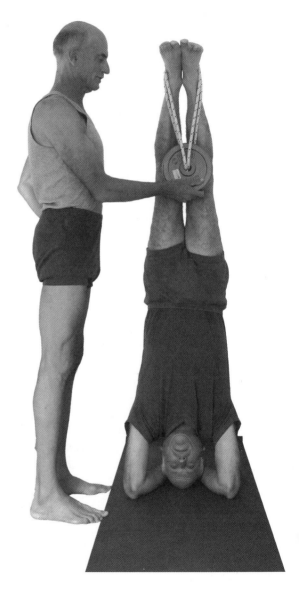

给搭档的指导:

　→将一根瑜伽绳穿过杠铃片。

◎ 你也可以用沙袋来代替金属杠
　　铃片,刚开始这样做会更安全
　　一些。

　〉练习者进入体式后,一只手拿着杠铃
片,另一只手小心地将瑜伽绳套在对方脚跟
上。

　〉慢慢将杠铃片放低,直到松手。

　〉站在练习者旁边,做好准备,一旦有
需要可以随时将杠铃片撤掉。(图 1)

图1　搭档辅助在脚跟上挂杠铃片

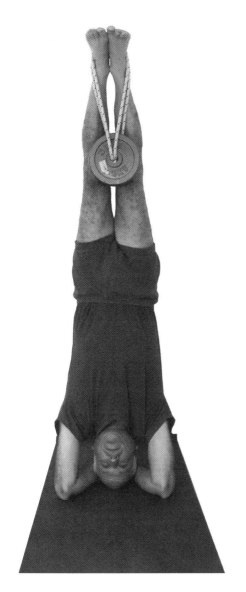

☼ 双腿骨骼与杠铃片的重力形成拮抗，向上伸展、上提，就好像双腿的骨骼要去碰触脚跟内侧。在体式中尽可能长时间地保持这种感觉。（图2）

⚠ 杠铃片的重量从5千克开始。你感觉十分安全后再尝试增加重量。

这是一个高级变体，只有符合以下条件才能尝试：在头倒立式中能保持稳定，且有自信；双肩能很好地上提，在体式中可以保持10分钟或以上。

让训练有素的搭档，在你进入体式后将杠铃片挂在你的脚跟上。

图2　脚跟挂杠铃片的头倒立式

艾扬格大师在《瑜伽之光》中就头倒立式循环写道：

> "在头倒立式中有各种动作，如果能在支撑头倒立式中保持不少于5分钟，就可以不间断地一次完成这些动作……"

一次完成各种变体可以增强体式的功效。

变体25
在侧扭转头倒立式和单腿头倒立式中检查对位：背靠墙面

辅具
墙面

功效 靠近墙面练习，如果头部离墙面足够近，墙面可帮助我们找到身体的正位。对于头倒立式的各种变体，墙面也是一个很好的辅助，例如，单腿头倒立式（*Eka Pāda Śīrṣāsana*，《瑜伽之光》，图208）、单腿侧着地头倒立式（*Pārśvaika Pāda Śīrṣāsana*，《瑜伽之光》，图210）以及侧扭转头倒立式（*Pārśva Śīrṣāsana*，《瑜伽之光》，图202）。

在头倒立一式的变体中，保持对位并伸展颇具挑战。

首先进入背靠墙的头倒立一式。

进入侧扭转头倒立式

→骨盆和双腿向右转。同时右腋窝外侧向前移，远离墙面；右侧锁骨移向左侧锁骨。

› 面部和胸部保持不动，不要右转。

› 左腿持续从根部上提，内旋。

› 更多地转动骨盆和双腿，直到右脚外侧接触墙面。

› 保持双腿垂直，向上伸展。（图1）

› 返回到头倒立一式，左侧重复。

☼ 右侧做体式时，右眼盯住前方目标，这有助于防止头向右转。

进入单腿头倒立式

→臀部和脚跟靠墙。

› 右臀保持和墙面的接触，右腿下落，与地面平行。

› 右腿向前伸展，脚跟远离墙面，同时右侧股骨头保持与骨盆的连接。

› 右腿内侧从腹股沟向脚跟内侧伸展，右脚打开。

› 右大腿外侧向后朝墙面方向移动。右髋和右脚踝外侧对齐。不要将右脚向身体中线方向移动。

› 左脚跟保持靠墙。左腿保持向上伸展，不要外旋。

› 保持这些动作，臀部稍微离墙。两侧臀部保持等高，与墙面等距。（图2）

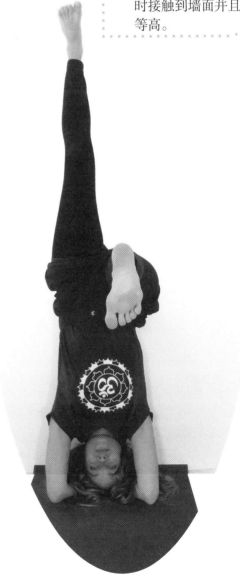

☀ 为了检查骨盆的位置是否正确，可将骨盆慢慢靠墙，感觉两侧臀部是否同时接触到墙面并且等高。

图1　背靠墙的侧扭转头倒立式　　　　图2　背靠墙的单腿头倒立式

变体26

单腿头倒立式和单腿侧着地头倒立式：脚

趾落到瑜伽椅上

辅 具

2~3把瑜伽椅

功效 瑜伽椅为下方腿提供了支撑，练习者可以在体式中保持更长时间，还能改善骨盆区域的对位。

→将一把瑜伽椅放在前方（准备做单腿头倒立式），另外两把瑜伽椅分别放在左侧和右侧（准备做单腿侧着地头倒立式）。

◎ 你可以用任何类型的椅子，但它们应该有同样的高度。

◎ 如果只有两把椅子，可将其中一把椅子放在前面先做单腿头倒立式，然后出体式，将两把椅子放好，再做单腿侧着地头倒立式。或者请搭档帮助移动椅子。

进入单腿头倒立式

⟩ 从头倒立式开始，右腿向前落下，将脚趾尖放到瑜伽椅上。

⟩ 脚趾下压椅座，上提右大腿前侧。

⟩ 左腿保持完全直立，向上伸展，不要向外转。

⟩ 骨盆右侧不要掉落，也不要向前移动，保持其对位。（图1）

⟩ 右腿抬起，双腿并拢。左侧重复。

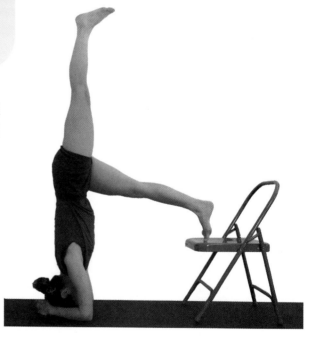

图1 脚趾落在椅座上的单腿头倒立式

进入单腿侧着地头倒立式

> 右腿向外转，右脚跟与左脚足弓对齐。

> 右腿向侧打开，脚趾落在椅座上。

> 脚趾下压椅座，上提右大腿前侧。

> 右侧臀部内收，骨盆保持对位。（图2）

☼ 一条腿下落时，将其向脚跟方向伸展，同侧脚尽量靠近身体。股骨头应该向髋臼内收。

☼ 保持两侧坐骨对齐，等高。

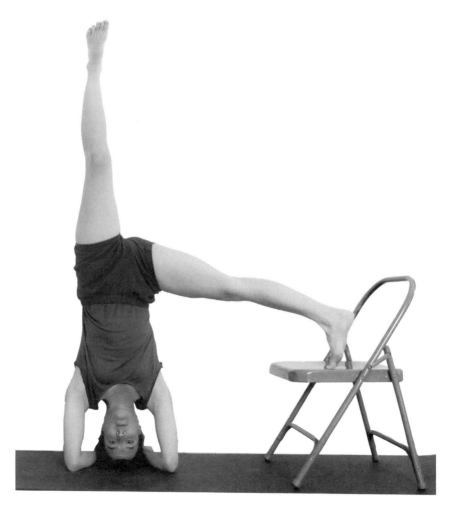

图2　脚趾落在椅座上的单腿侧着地头倒立式

变体27

侧扭转头倒立式: 肩胛骨抵靠瑜伽椅

辅 具
1把瑜伽椅
几块瑜伽砖
墙面

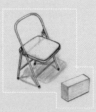

功效 椅座的边缘为肩胛骨区域带来敏锐的觉知。向一侧转动时，要避免相反一侧的肩胛骨离开瑜伽椅，从而保证上半身的正位。

此变体比靠墙的变体（变体 25）对平衡的要求更高，难度更大一些。

转向右侧：

→瑜伽椅靠墙放置，椅背抵墙（参见变体10）。

﹥ 如果椅座比肩胛骨高，可以用几块泡沫瑜伽砖或者几条折叠的瑜伽毯在瑜伽椅前搭建一个平台，将肩胛骨抬高。

﹥ 十指交扣，做成半杯状，放在瑜伽椅下的地面上或者平台上。

﹥ 向上进入体式。

◎ 保持椅座边缘对肩胛骨的支撑。如果支撑不够，则出体式，调整小臂的位置后再次进入体式。

﹥ 骨盆和双腿向右转。

﹥ 右侧肩胛骨内收，远离瑜伽椅；胸部上端从右向左转。左肩后侧不要离开椅座。（图 1）

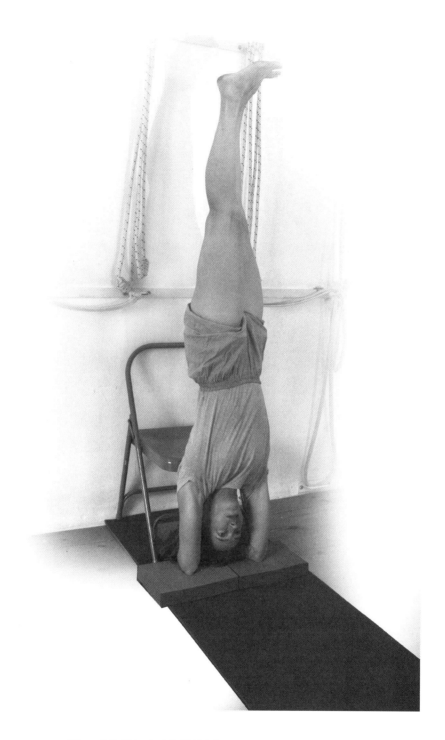

图1　肩胛骨抵靠瑜伽椅的侧扭转头倒立式

变体28

上莲花头倒立式：利用墙面

辅具
墙面

功效　在头倒立式中双腿交叉进入莲花式（上莲花头倒立式，《瑜伽之光》，图211）对很多人来说都颇具挑战性，因为双腿的动作只能独立完成，而无法借助双手。利用地面或者墙角可以腾出一只手帮助完成此动作。

 练习莲花式所有变体都要特别注意不要伤到膝关节。如果你的膝关节已经有损伤了，那就不要做此变体并咨询有经验的艾扬格瑜伽认证教师。

　　一条腿落到地面

　　→进入头倒立式。可以选择背靠墙面来做。

　　〉屈右腿，进入半莲花式。（图1）

　　〉右脚保持放在左腹股沟处，左腿落到地面，用左手辅助调整右脚的位置。（图2）

　　〉右膝尽量提起，为左脚创造空间。（图3）

　　◎ 两腿分别重复几次。屈一条腿，落下另一条腿，屈腿侧膝关节向后移。这一步对莲花式很重要，首先弯曲的腿必须为另一条腿的弯曲创造空间。这一步完成后才可继续下一个动作，进入全莲花式。

　　〉屈左腿，将左脚放到右大腿上端。（图4）

　　〉双腿上提，双臀中部内收，双膝向墙面的方向移动。双膝上提，彼此靠近。（图5）

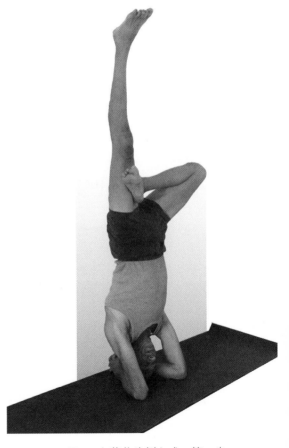

图1　上莲花头倒立式，第一步

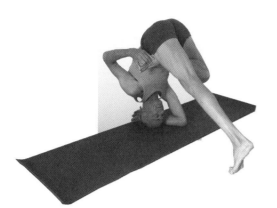

图2 上莲花头倒立式，第二步

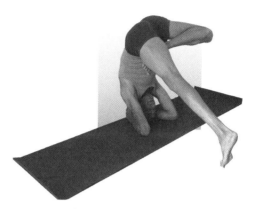

图3 上莲花头倒立式，第三步

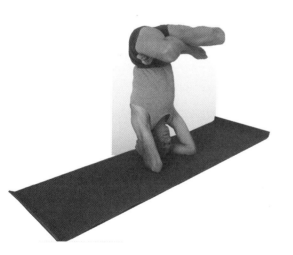

图4 上莲花头倒立式，第四步

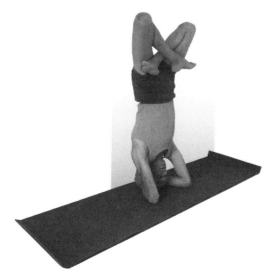

图5 上莲花头倒立式，最终体式

利用内墙角

有了内墙角的支撑，练习者可以腾出一只手调整对侧腿的位置。

> 靠内墙角进入头倒立式（变体5）。身体稍微离墙，与两侧墙面保持等距；臀部抵靠墙面。

> 屈右腿。

> 用墙角支撑身体，用左手将右脚调整到半莲花式的位置上。（图6）

> 再屈左腿，用右手将左脚调整到右大腿上端。（图7）

> 双膝上提，稍微离墙，进入独立的上莲花头倒立式。（图8）

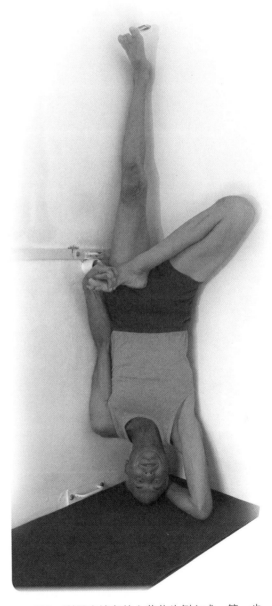

图6 利用内墙角的上莲花头倒立式，第一步

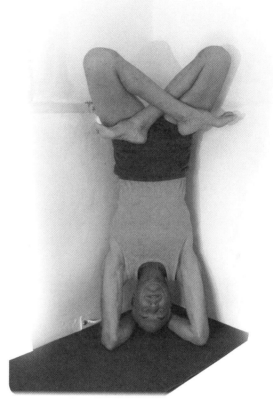

图8　利用内墙角的上莲花头倒立式，最终体式

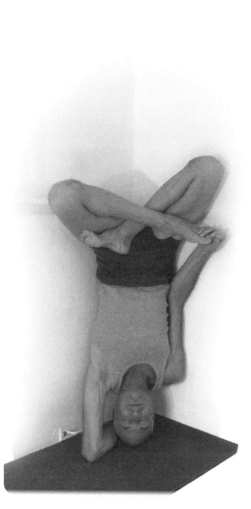

图7　利用内墙角的上莲花头倒立式，第二步

变体29

高级变体：背部抵靠墙面

辅　具
墙面

功效　在头倒立式中做高级变体，墙面有助于在挪动双手时保持平衡，获得坚定和信心。

此变体针对高级练习者，可以从中学习在头倒立式中移动双手。墙面有助于保持身体的平衡。

◎ 高级练习者可以在支撑头倒立一式中保持至少20分钟。但我建议在以下各变体中至多保持1～2分钟，保持时间过长有可能给颈部造成太大压力。

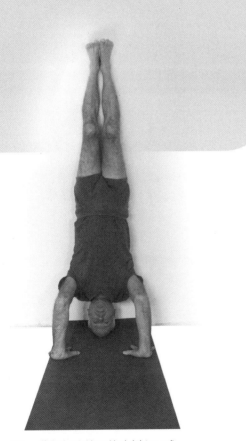

图1　背部抵靠墙面的头倒立二式

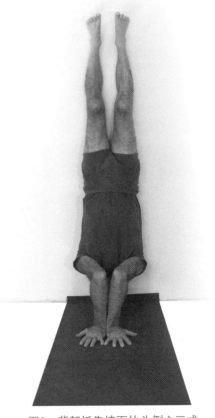

图2　背部抵靠墙面的头倒立三式

→背部抵靠墙面，进入头倒立一式（双手指关节和双脚脚跟抵靠墙面）。

⟩ 脚跟抵靠墙面，快速地移动双臂进入头倒立二式（《瑜伽之光》，图192）。（图1）双手和双肘保持与肩同宽。通过双手下压来上提双肩。

⟩ 移动双臂返回头倒立一式。再重复几次，进入、退出头倒立二式，直到找到舒适的感觉为止。

⟩ 移动双手进入头倒立三式（《瑜伽之光》，图194）。（图2）

⟩ 以同样方式进入束手头倒立式（*Baddha Hasta Śīrṣāsana*，《瑜伽之光》，图198）（图3）和无手支撑头倒立式（*Mukta Hasta Śīrṣāsana*，《瑜伽之光》，图201）。（图4）

☼ 双臂改变位置时保持平衡的关键是在动作进行之前头顶要完美地垂直对位。

☼ 双臂改变位置时，双臂的动作要迅速、同步。

☼ 在头倒立二式中，保持双臂彼此平行，小臂垂直于地面，大臂平行于地面。

☼ 在头倒立三式中，双腿略微分开，避免失去平衡。

☼ 以墙面支撑的方式获得信心后，尝试离墙练习。你还可以尝试从双角式直接向上进入头倒立二式。

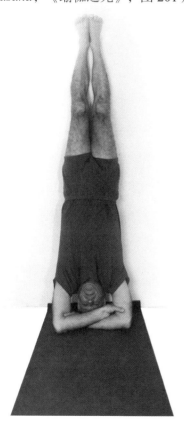

图3　背部抵靠墙面的束手头倒立式

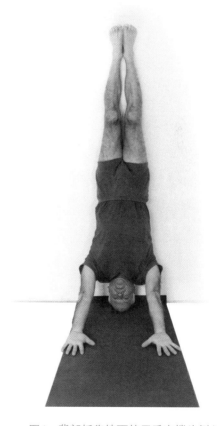

图4　背部抵靠墙面的无手支撑头倒立式

变体30

高级变体: 面对墙面

功效　面对墙面做头倒立式的一个特别功效是眼睛会变得柔软、稳定；双眼连接到大脑，从而使大脑平静下来。脚趾抵靠墙面有助于在头倒立式中进行各变体转换时保持平衡。

学习倒立体式时练习者会面临身心的双重挑战。对很多人来说，心理方面的挑战会更大一些。我们不习惯"颠倒"，此时能看到的前方视野是颠倒的，看不见的后方一片未知。

在此变体中视野受到限制，练习者不得不学着面对不熟悉的状态，鼓足勇气，沉着、冷静地去接受。

进出体式的方法有多种。在此介绍一种简单的方式。距离墙面约40厘米。当然，离墙面更近些，或者肘关节几乎触到墙面也是可以的，不过，进入体式会更具挑战。大家自己去探索吧！

→跪立，身体一侧靠着墙，小臂、半杯状手放在地面，双肘离墙约40厘米。（图1）

〉小臂下压，上提双肩，稳定颈部和头部，然后双腿抬起，脚趾抵靠墙面。（图2）

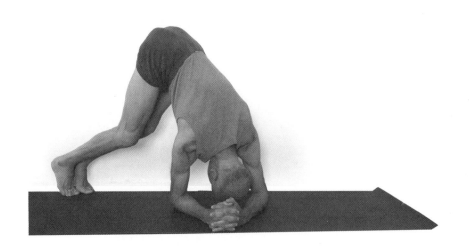

图1　面朝墙进入头倒立式

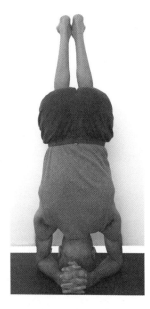

图2　双腿抬起，脚趾抵靠墙面

> 双脚沿墙面向上爬，双腿向上伸直。（图3）

> 在体式中停留，视线拓宽，不要凝视任何固定点，双眼柔软，内收。不要闭眼。观察面对墙面对身心的影响。

> 在这里保持几分钟后，脚趾抵墙作为支撑，双臂打开，到头倒立二式。（图4）

> 手掌下推，保持平衡，脚趾慢慢离墙。保持约1分钟。（图5）

> 以同样方式做头倒立三式（《瑜伽之光》，图194）、束手头倒立式（《瑜伽之光》，图198）。

> 身体侧转，出体式。（图1）在俯英雄式中保持一会儿。

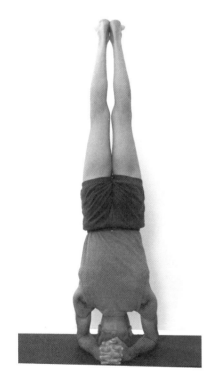

图3　面对墙面的头倒立一式

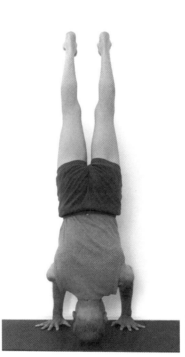

图4　面对墙面的头倒立二式

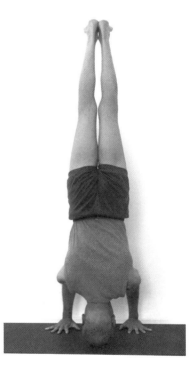

图5　面对墙面、脚趾离墙的头倒立二式

患有椎间盘突出者，或者颈椎、头骨有损伤、上背部或者肩部极度僵硬者等，独立练习头倒立式是不可能的，甚至是很危险的。幸好艾扬格大师发明了辅具，并且开发出辅具的各种使用方法，使这些练习者也可以尝试头倒立式，并且能够享受到体式带来的非凡益处。

变体31

支撑上背部：利用棍子或者板子

辅 具
2根金属或木质棍子
1张瑜伽垫
1把瑜伽椅
1条瑜伽毯（可选）

功效 棍子可以支撑斜方肌、肩胛骨，并分担颈部的大部分负荷。

⚠️ 只有在有经验的艾扬格瑜伽认证教师的指导下才能做此变体。如果你有严重的颈部损伤或者变形请勿尝试！

将 2 根棍子靠墙或者瑜伽椅放置，可以用来上提和支撑斜方肌。此时，头部几乎是悬空的，颈部也没有压力。

→ 将2根棍子靠墙放置，下端分开。（图1）确保2根棍子的角度相同。

◎ 如果棍子两端没有橡胶帽，则在棍子和墙面之间放置上一小张防滑瑜伽垫，以免其滑动。

◎ 如果在体式中头部悬空，可将瑜伽毯三折后垫在头顶下方。

◎ 可以将棍子靠在瑜伽椅上。

◎ 可以用两根同样的窄木板代替棍子。

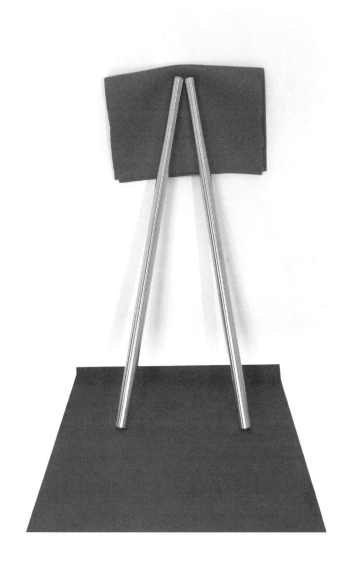

图1　棍子靠墙放置

〉将头部放在 2 根棍子之间，然后调整棍子靠近颈部。

〉双腿伸直，双脚向前移动，直到感觉棍子对肩胛带有所支撑。（图 2）

〉依次抬起双腿，向上进入头倒立式。（图 3）

也可用窄木板靠在瑜伽椅上进行头倒立式练习。（图 4）

☼ 如果感觉两肩的压力不同，检查一下两根棍子靠墙的角度是否相同。

☼ 体会并找出最适合你的身体结构和肩胛带柔韧性的棍子摆放角度。棍子的倾斜度越大对肩胛带的支撑越好；反之，则对斜方肌上端的支撑越好。

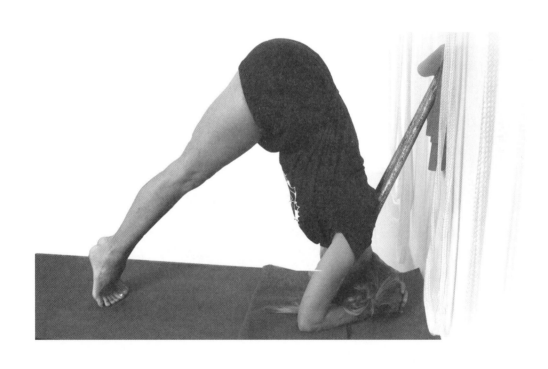

图2　棍子支撑双肩的头倒立式，第一步

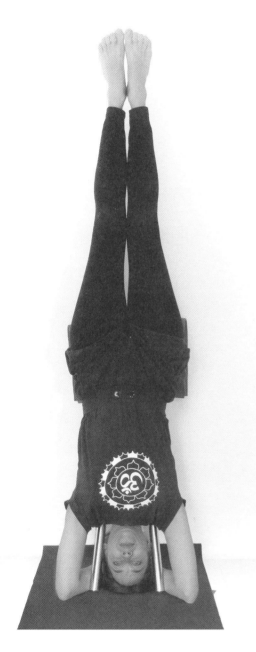

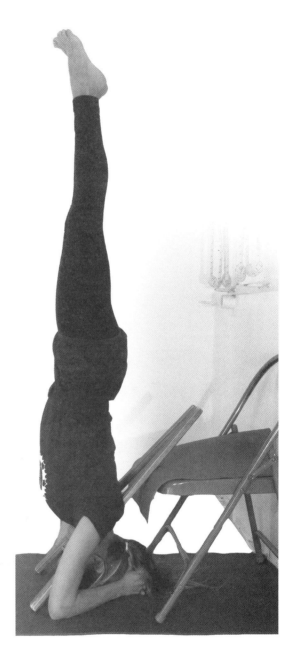

图3　棍子支撑双肩的头倒立式，最终体式　　　　　　图4　窄木板靠在瑜伽椅上支撑双肩的头倒立式

变体32

头部悬空：利用两把瑜伽椅

辅　具
2把瑜伽椅
2张瑜伽垫
墙面
几块瑜伽砖（可选）

功效　瑜伽椅的支撑可以分担颈部的所有负荷，颈部的压力被完全释放。而且，不像瑜伽绳上的头倒立式，这里的体式是积极的，因为练习者需要主动地下压双肩，双腿向上伸展。

→靠墙铺开1张防滑瑜伽垫，将2把同样的瑜伽椅放在瑜伽垫上，椅座相对。

〉 将2张同样的防滑瑜伽垫卷起来，分别放在两个椅座上。

〉 2把瑜伽椅之间应留有空隙，足以让头部放到它们中间。

〉 面向瑜伽椅站立，前屈，将头放到椅座之间，双肩放到卷起来的瑜伽垫上。双肩后侧抵靠墙面。

〉 慢慢拉瑜伽椅，使其靠近颈部。卷起来的瑜伽垫应该接触到颈部两侧，以支撑斜方肌内侧。（图1）。

〉 在练习的中间阶段，可以将双膝放到瑜伽椅上。（图2）

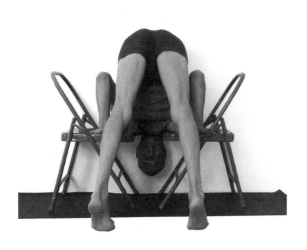

图1　头部放到两椅之间

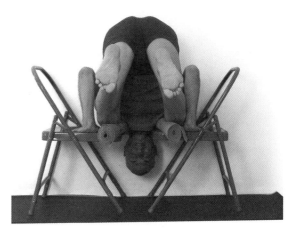

图2　双膝放到瑜伽椅上

〉 双手向下推瑜伽椅，抬起双腿。

〉 脚跟靠墙，保持体式。

〉双肩下压瑜伽椅，持续保持身体的上提。
（图3）

〉 如果感觉身体完全平衡，可尝试将大
臂放到椅座上。（图4）

◎ 2张瑜伽垫卷起来时直径、密实度
　尽量相同。也可分别在瑜伽椅上放
　一块瑜伽砖（图中未示出）。

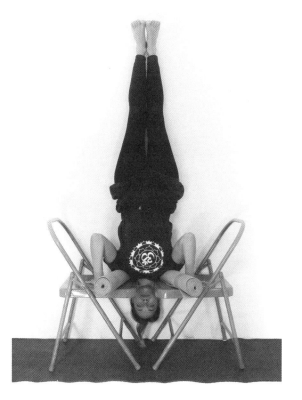

图3　2把瑜伽椅支撑的头倒立式

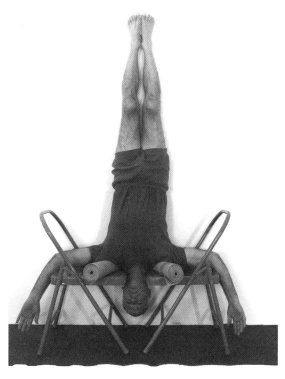

图4　2把瑜伽椅支撑的头倒立式，
　　　大臂放到椅座上

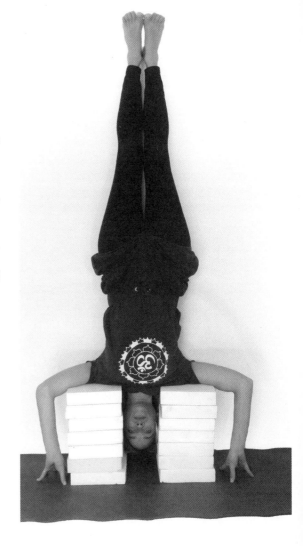

瑜伽砖或者专用辅具替代瑜伽椅

→将2组7块泡沫瑜伽砖分别叠放，靠墙放置。

〉像用2把瑜伽椅支撑那样向上进入头倒立式。（图5）。

还有专门的头倒立式辅具，它可将练习者的体重完全转移到双肩，使颈部和头部完全悬空，没有任何压力。（图6，图7）

图5　2组泡沫瑜伽砖支撑的头倒立式

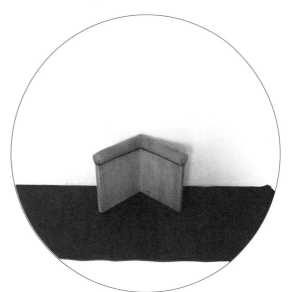

图7　专门的头倒立式辅具

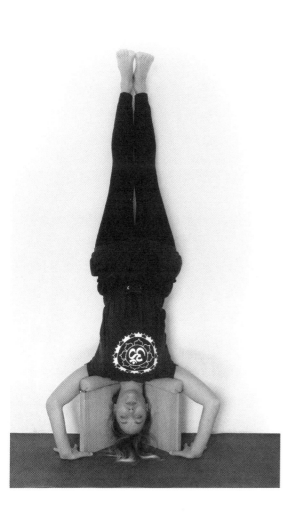

图6　专门的头倒立式辅具支撑的头倒立式

变体33

疗愈性体式：悬挂在瑜伽绳上

辅 具

1根顶绳

1根瑜伽绳

几条瑜伽毯

墙面

1根瑜伽带（可选）

功效　瑜伽绳悬挂的头倒立式可使颈部有损伤者，或者不能用双臂和双肩支撑体重者享受此体式的无价好处。

这是非常放松的倒立方式。地心引力使脊柱得到伸展，释放脊柱之间的挤压，扩展身体的内在空间，使呼吸更深入、更舒缓。练习几次，你就可以很容易地在瑜伽绳上悬挂10分钟以上，并且借助此特殊状态来加深呼吸，内省，放空。

⚠ 如果没有有经验的艾扬格瑜伽认证教师的监督和指导，请不要尝试此变体。系瑜伽绳的方法和瑜伽绳在骨盆的位置对练习者的安全极其重要，必须从艾扬格瑜伽认证教师那里直接学习！

将身体倒着悬挂在瑜伽绳上，即瑜伽绳上的头倒立式，是对古代瑜伽士的模仿，他们常居于森林中，并把自己悬挂在树上。艾扬格大师受此启发，发明了瑜伽绳上的头倒立式。这使没法独立完成头倒立式的练习者也能轻松地享受"体式之王"的诸多益处。

◎ 在此只给出瑜伽绳上的头倒立式的简单介绍。更多的变体，更详细的讲解，我计划在后续的书中给出。

准备工作

→将一根瑜伽绳套到顶绳中，做个套索，将两者套起来。（图1）

〉 把这根瑜伽绳打结的一端绑在相邻的顶绳上。（图2）确保两者绑紧，不要脱落。这是底绳。

〉 将两条瑜伽毯铺放在瑜伽绳上，以准备垫着臀部和髋部两侧。

◎ 也可以将瑜伽毯裹在髋部，用一根瑜伽带绑紧，像穿裙子一样。（图3）

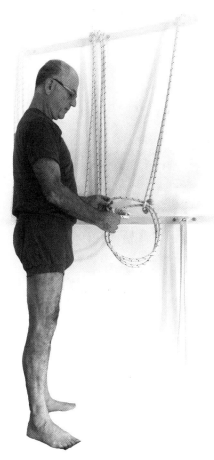

图1 为头倒立式准备瑜伽绳

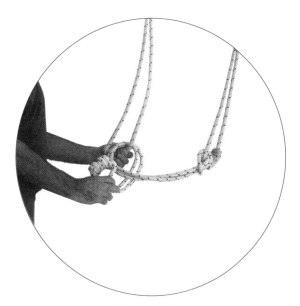

图2 将瑜伽绳的另一端系紧

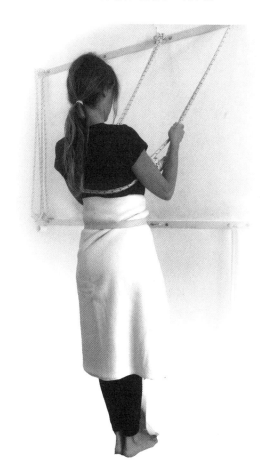

图3 将瑜伽毯裹在髋部

艾扬格大师在一次采访中讲到瑜伽绳上的头倒立式时说道：

> "当我们在瑜伽绳上做支撑头倒立式，我们的大脑变空，就好像睡眠中的动物一样。动物可以长时间保持不动……我在瑜伽绳上做头倒立式时感觉就像大猩猩一样挂在树上。这使我们的大脑被动，呼吸也自然地变得舒缓、深长，呼与吸之间无意识地出现了屏息。"

但他也提到：

> "因此，大脑好像一块木头一样昏死，反应迟钝。"（《瑜伽花环》，第5卷）

进入体式

→面朝墙面站立，将瑜伽绳放在身后的骶尾带，双手握住顶绳。

〉双脚蹬墙，慢慢向上挪动。双脚蹬住墙面。（图4）（可以借助2个中间高度的墙钩支撑脚跟）

〉如果必要，调整瑜伽绳使之位于骶尾带。

◎ 这时可以在大腿前侧铺放折叠的瑜伽毯作为缓冲，可感觉更舒适一些。

〉握住2根顶绳，屈腿，双膝打开。双膝位于2根顶绳和墙面之间。

〉双腿和底绳承担着身体的重量。屈腿，将整个身体的重量转移到底绳上。

〉双脚并拢呈束角式，将双脚放到顶绳前面。（图5）或者抵靠墙面。

〉双臂向下垂落，或者互抱手肘。

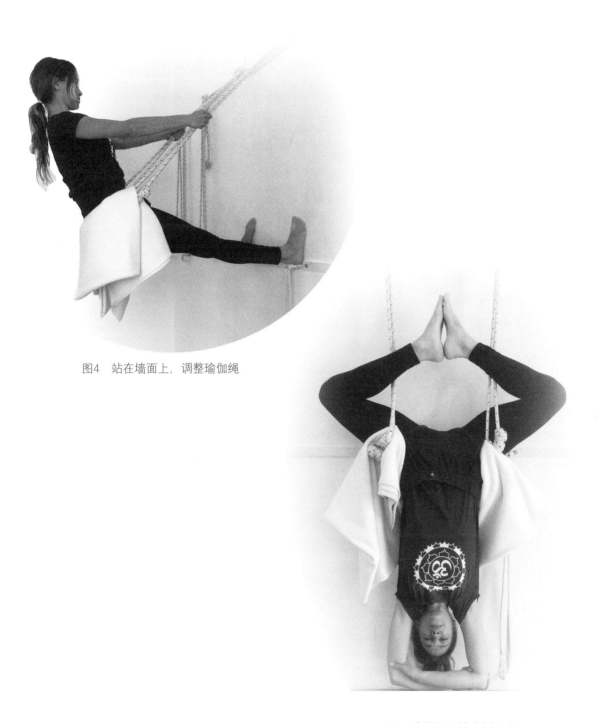

图4　站在墙面上，调整瑜伽绳

图5　瑜伽绳上的头倒立式

出体式

→抬起上身，握住顶绳。

〉双脚蹬墙，返回到如图4所示位置。

〉双脚向下挪动，回到地面。双臂落在顶绳上，身体前倾，前额抵靠墙面。（图6）

◎ 双臂放在瑜伽绳上保持一会儿更
  安全一些，以防止由于头晕而失
  衡。在出体式时容易发生这种情
  况。

〉在此保持一会儿，然后进入俯英雄式，前额落地。

◎ 在倒立体式中保持较长时间后，
  出体式时动作要缓慢，出来后靠
  墙休息一会儿。从倒立状态返回
  时吸气，防止头晕。这一切都使
  血压得以调整。

☼ 以瑜伽绳上的头倒立式代替传统的头倒
  立式颇具诱惑。但是，要记住，传统的
  头倒立式是积极的，主动的，有很多特
  殊的生理和心理效应，而消极的、被动
  的悬挂在瑜伽绳上完全无法获得。对我
  个人来说，这两种头倒立式每天基本上
  都会练习，我发现它们的功效迥异，互
  为补充，相辅相成。

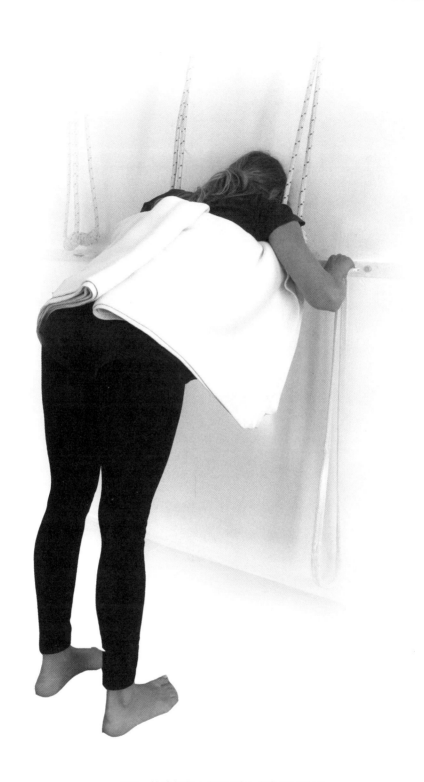

图6　从瑜伽绳上的头倒立式中返回地面

支撑肩倒立式

（*Sālamba Sarvāṅgāsana*）

前面曾讲过，肩倒立式及其循环、头倒立式及其循环在功能上是互补的。在一次练习中，肩倒立式及其循环通常安排在头倒立式及其循环之后。

在艾扬格瑜伽中，练习肩倒立式及其循环时要用一个平台将双肩和双臂抬高，头部落在地面。这个平台的大小应该足以支撑双肩和双肘，一般来说50厘米×50厘米即可，高度约5厘米。用本书所采用的这类瑜伽毯，通常5~6条叠放就可满足要求。练习者应根据所采用的瑜伽毯类型以及肩胛带的结构进行调整。试几次，根据自身感受选择最适合你的方式。还可以用4块泡沫瑜伽砖搭成一个平台，再铺上1~2条瑜伽毯，或者选择其他能够提供足够支撑的物品。

在肩倒立式和犁式中视野受限，很难确定身体是否正确对位。例如，你可能注意不到两肩没有与平台的边缘平行；或者在犁式中，也注意不到伸展的双腿和身体的中线没有对位。下面我将从基本安排开始讲解，以帮助检查和纠正肩倒立式中的对位。随后介绍各种变体，学习肩倒立式循环涉及的各种动作，有助于在体式中保持更长时间。这里还包括疗愈性变体，它们使颈椎有点小问题的练习者也能享受肩倒立式的益处。最后给出在辅具受限时，如在旅行中，如何练习肩倒立式的建议。

变体1

基本安排: 平台、瑜伽抱枕和瑜伽砖

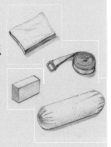

辅 具
4~7条瑜伽毯
1根瑜伽带
1块瑜伽砖
1个瑜伽抱枕

功效　平台的支撑可以保护颈部，有助于上背部的提起和胸腔的打开。瑜伽砖和瑜伽抱枕可以帮助练习者检查和纠正犁式中四肢的对位。一旦犁式的基础正确就位，在向上进入肩倒立式时就可以继续保持这种正确的位置。瑜伽抱枕还有助于身体的抬起和落回。

为什么要用平台?

在艾扬格瑜伽中，为强调某个动作或者某一效果，可以采用各种辅具，选择不同的方式。但是，肩倒立式中的平台是必不可少的。很多学生对此困惑不解，尤其是接触其他瑜伽练习方法时看到没用辅具（平台）练习的肩倒立式之后，更增添了一份疑惑。

在艾扬格瑜伽中肩倒立式必须使用平台，从解剖学的角度可以做出这样的解释：人体的解剖结构限制了头部的前弯幅度，头部与胸椎和颈椎之间不可能形成 90°。如图 1 所示为坐直时头部的自然前弯状态。

如果你将头部继续前弯，直到头骨与地面平行，上背部就必须跟着弯曲（图 2）。这意味着在肩倒立式中不可能将胸椎抬起，将胸腔打开，颈部则会感觉到沉重的负荷，这将导致颈部的损伤。平台提供了一个简单实用的方式，可以安全、有效地练习肩倒立式。

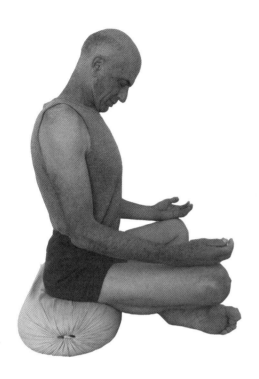

图1　坐直时头部不可能前弯到90°

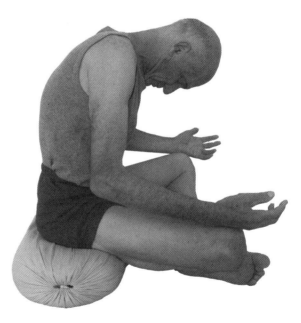

图2　进一步前弯就需要上背部弯曲

在此变体中我们介绍在肩倒立式和犁式中如何使用平台支撑双肩和两大臂。

准备平台

→ 在瑜伽垫中间纵向放置1个瑜伽抱枕。

〉在瑜伽垫上铺放1条二折的瑜伽毯，头部将落于其上。这将使头部可以向前滑动，颈部不会受到挤压。

〉将几条折叠的瑜伽毯叠放在铺开的瑜伽毯一端，靠近瑜伽抱枕，搭建一个平台。

◎ 平台的高度约为5厘米。

〉将瑜伽毯的圆边对齐，形成一个完整、光滑的边缘。颈部的底端将在这里得到支撑。（图3）

〉将1块瑜伽砖纵向放在瑜伽垫底端的中线上。这块瑜伽砖将在犁式中支撑你的脚趾。如图4所示，测量一下平台和瑜伽砖之间的距离，确保瑜伽砖、平台和瑜伽抱枕以及瑜伽垫的中线都在一条直线上。为了防止瑜伽砖滑动，它应位于瑜伽垫上。

〉准备1根瑜伽带，调整其宽度与双肩外侧同宽，将它放在平台旁。

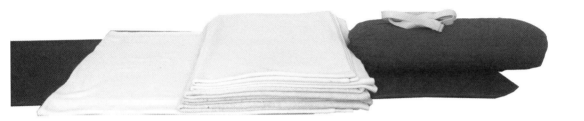

图3　为肩倒立式循环做准备

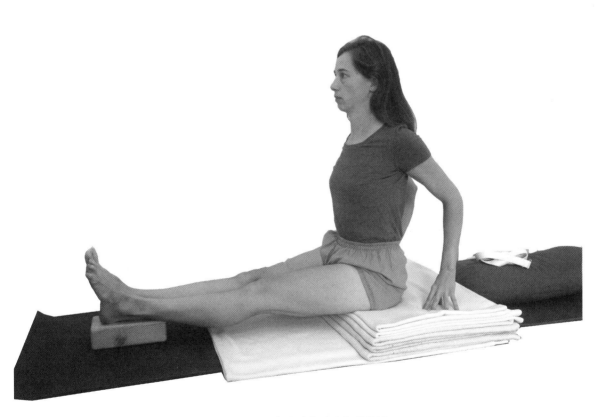

图4　测量平台和瑜伽砖之间的距离

→上背部躺在平台上，骨盆落在瑜伽抱枕上，脊柱位于平台的中线上，颈椎的下三分之一由平台支撑，头后侧放在铺有瑜伽毯的瑜伽垫上。双肩上端离平台的圆边三指宽。

〉确保两肩与平台的圆边等距，身体中线与瑜伽垫中线重合。双手握着瑜伽垫的边缘感觉一下，调整正位。

〉双腿抬起，向后翻转过头，进入犁式。将脚趾放到瑜伽砖上。调整双腿位置，感觉脚趾落在瑜伽砖的中央。

〉双肘套上瑜伽带。

〉十指交扣，双肩向后移动，双肩外侧向下转。两侧交替调整，直到双肩顶端支撑平台。确保颈部放松，可以向远离平台的方向自由伸展。如果必要，调整双肩与平台圆边的距离。

◎ 这一步很重要。必须将双肩顶端落在平台上，然后才能向上进入肩倒立式。

〉双臂沿着瑜伽抱枕两侧向后伸展。以瑜伽抱枕作为参考，检查双臂是否处于正位。

双臂和双腿应该与平台及瑜伽垫的中线平行，对称。（图5）

☼ 在犁式中可以向上看，检查双腿并拢处
　是否在脸的中线的正上方。

☼ 双肩向内移动，彼此靠近，以肩部外侧
　支撑上体。

☼ 上背部向前移动，胸部顶端找下巴。

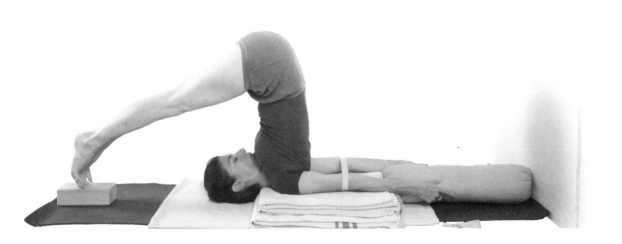

图5　脚趾落在瑜伽砖上的犁式

〉 屈双臂，用手掌支撑背部。大拇指支撑体侧，其余手指朝向脊柱。（图6）大臂下压，用手掌提起后侧肋骨，打开胸腔。

☼ 中指或者小手指指尖并拢，检查两手掌是否对称于脊柱两侧，是否等高。如果需要，做出相应调整。

☼ 双腿向上伸展，从上背部开始将背部向臀部方向上提。

☼ 双臀中部向内收紧，大腿前侧上提，后推。

〉 依次或者双腿同时抬起，向上伸展，进入支撑肩倒立一式。（图7）

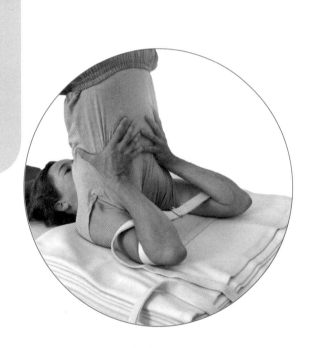

图6　在肩倒立式中双手的位置

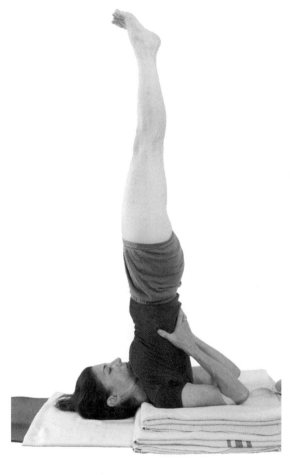

图7　支撑肩倒立一式

> 在这里保持 5～10 分钟，然后双腿落下，回到犁式。这一次，脚趾仍应落到瑜伽砖的中央，两脚对称于瑜伽砖的中线。（图 5）双臂向后拉伸落到瑜伽抱枕上，十指交扣。

> 在犁式中保持 3～5 分钟。

> 出体式，取下双臂套着的瑜伽带，双手支撑着背部，慢慢向下卷动落回平台，骨盆落到瑜伽抱枕上。

> 身体向头的方向滑动，双肩落在瑜伽垫上，胸部依然在平台上。可以在此屈腿，放松 1 分钟左右。（图 8）然后慢慢向右转身坐起来。

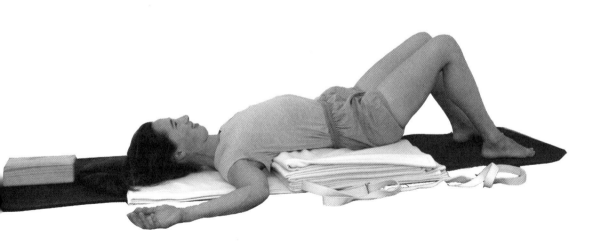

图8　从肩倒立式中返回

变体2

在体式中找到对位

辅　具
5~6条瑜伽毯
1根瑜伽带

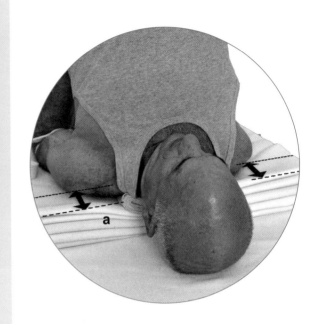

图1　从前面观察肩倒立式（局部图1）

在体式中找到正确的对位很重要，也很具挑战。可请老师或者朋友帮助检查以下几点。（《瑜伽花环》，第6卷，图9）

从前面观察（图1，图2，图3）

• 双肩和平台的圆边等距。（a）

• 颈椎后侧下三分之一由平台支撑，上部可以自由活动。（b）

• 头部居中，没有左右偏离。（c）

• 身体对称于从头骨到双脚的纵轴。（d）

• 双腿的中线与地面垂直，双腿前侧朝向身体正前方。大脚趾并拢。（e）

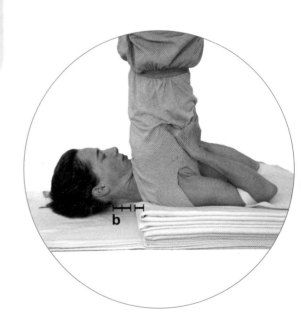

图2　从前面观察肩倒立式（局部图2）

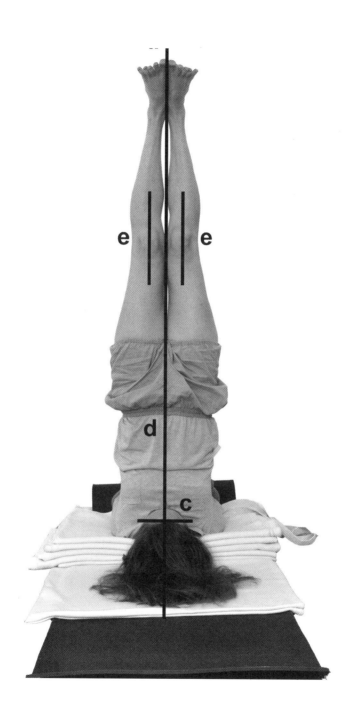

图3 从前面观察肩倒立式

•身体的中线与地面垂直，并将身体划分为均等的两半。（a）

•双手与身体中线对称，等高，置于中背部。（b）

•双肘外侧与双肩外侧对齐。（c）

•大臂向身体正后方伸展，不要偏斜。肘部对齐。（d）

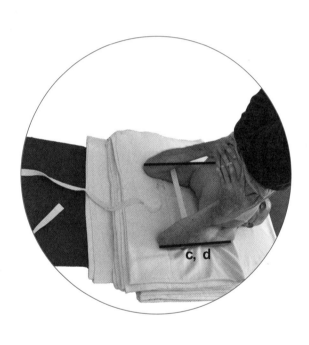

图5　从后面观察肩倒立式（局部图）

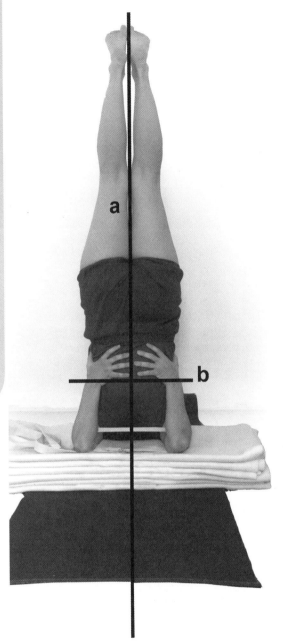

图4　从后面观察肩倒立式

从侧面观察（图6）

• 腋窝的中线与髋关节、脚踝在一条直线上，与地面垂直。这条直线将身体均等地划分为前后两部分。（a）

• 脊柱直立，上背部不要拱起。（b）

• 臀部上提。（c）

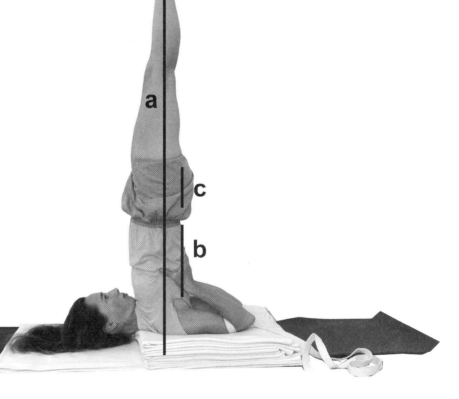

图6　从侧面观察肩倒立式

变体3

斜木板支撑肘部

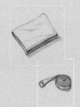

辅　具
5~7条瑜伽毯
1根瑜伽带
1块斜木板
或1张瑜伽垫

功效　斜木板给肘部带来接地的感觉，有助于对背部的支撑，从而帮助打开胸腔。

在肩倒立式中身体的重量由双肩、双大臂和双肘负担。如果肩部僵紧，肘部则无法落到平台上，此时是由双臂和背部的肌肉，而不是骨骼承担身体的重量。这可能会使练习者感觉不适、紧张。在肘部下方加上支撑，即使肩部僵紧也可将负荷转移到双臂的骨骼上。

→按前所述准备一个平台，将1块斜木板放在平台的后半部，斜木板薄边朝向平台的前端。（图1）

◎ 也可用1张折叠的瑜伽垫代替斜木板。

〉进入犁式，调整斜木板的位置，使其处于双肘上方一点。

〉双肘套上瑜伽带，向斜木板下压，身体向上进入肩倒立式。（图2）

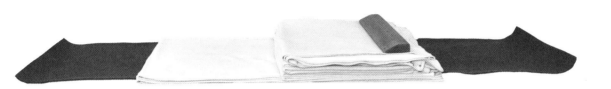

图1　在平台上放置1块斜木板

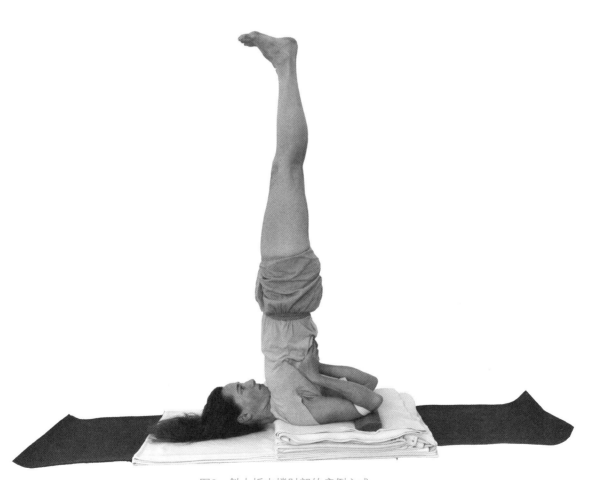

图2　斜木板支撑肘部的肩倒立式

变体4

斜木板支撑背部

辅 具
5~7条瑜伽毯
1根瑜伽带
1块斜木板

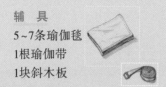

功效 斜木板有助于上背部的上提、肩胛骨的内收以及胸腔的打开。有些练习者由于某些原因不能用双手支撑背部，有了斜木板的帮助也能够尝试此体式。

有些练习者由于肩部僵紧或者手腕疼痛等原因难以直接用双手支撑背部。此时可以借助斜木板。即便可以用双手支撑背部，也可以尝试这种方法，以此感受胸腔打开时背部肌肉的动作。

→进入犁式，握住斜木板，用它来支撑背部。（图1）

〉进入肩倒立式。用斜木板上提背部，将后侧肋骨向前推，使之内收。（图2）

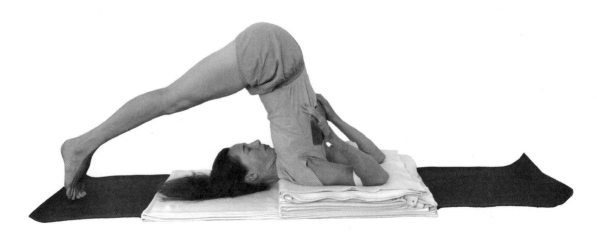

图1　斜木板支撑背部的犁式

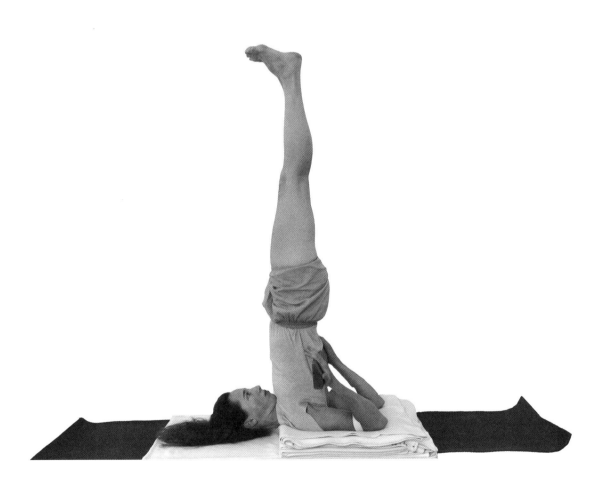

图2　斜木板支撑背部的肩倒立式

〉 在桥式肩倒立式中也可以用斜木板支撑背部。（图 3）

〉 也可将 1 小张防滑瑜伽垫放在背部和双手之间。这对手特别容易出汗者很有帮助，因为出汗太多时双手容易从背上滑下来。（图 4）

☼ 可选用 1 块较长的斜木板，双肘打开，比双肩距离略宽，双手可以下移更多一点，更好地支撑上背部。

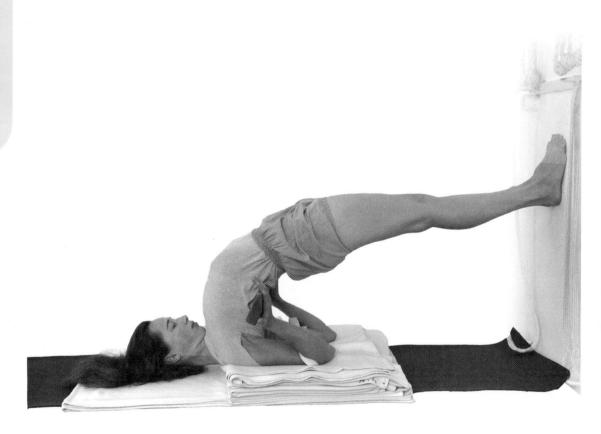

图3　斜木板支撑背部的桥式肩倒立式

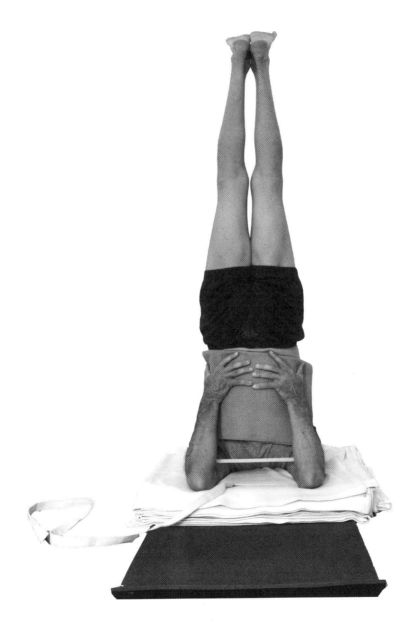

图4 将1小张防滑瑜伽垫放在背部和双手之间

变体5

胸椎内收：双脚推墙面

辅 具
5~7条瑜伽毯
1根瑜伽带
墙面

功效 双脚推墙面有助于上背部的提起和胸椎的内收。因为它有助于激活臀部，使之抵抗地心引力，向天花板方向伸展，从而减轻下背部的负担，最终缓解下背部的疼痛。

→准备一个平台，圆边一端远离墙面，距墙约60厘米。

〉双脚沿墙面向上爬，背部抬离平台。将瑜伽带套到双肘上。

〉双膝弯曲，通过双脚推墙面来提起上背部，使之内凹更多。

〉在体式中保持，双脚持续推墙面，胸部顶端向前找下巴。（图1）

☼ 颈部、喉咙后侧放松，下巴向前找锁骨窝。

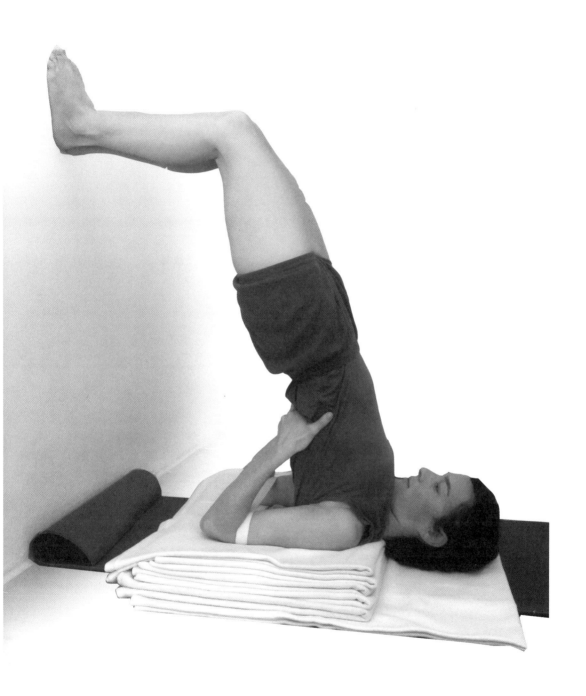

图1　双脚推墙面的肩倒立式

变体6

提升收颌收束的功效: 支撑头后侧

辅 具
5~7条瑜伽毯
1根瑜伽带
1根绷带
或1条毛巾

功效 支撑头后侧可加强对颈部区域,包括甲状腺的刺激,提升收颌收束(*Jālandhara Bandha*)的功效。使颈部后侧得到伸展,而没有受到地面的挤压。

在肩倒立式中胸腔应该上提,向前移动,直到胸骨顶端和锁骨窝接触下巴。这可以刺激甲状腺。甲状腺控制着身体的很多功能,促进人体的新陈代谢,因此此动作会对身体产生很深的影响。为了提升此功效,可以将1根绷带或者1条毛巾卷起来放在头后侧,枕骨下方。

→准备一个平台,并准备1根绷带,卷起来放在旁边。

〉进入犁式。将绷带卷放在颈部下方,然后将其慢慢向头后侧滑动,同时伸展颈部后侧,头向胸前收。

〉提起上背部,内收胸椎,直到胸骨顶端接触到下巴。然后,进入肩倒立式,胸腔上提,保持胸骨顶端和锁骨窝与下巴的接触。(图1)

☼ 根据需要，可将绷带
　 卷打开一些以调整其
　 厚度。

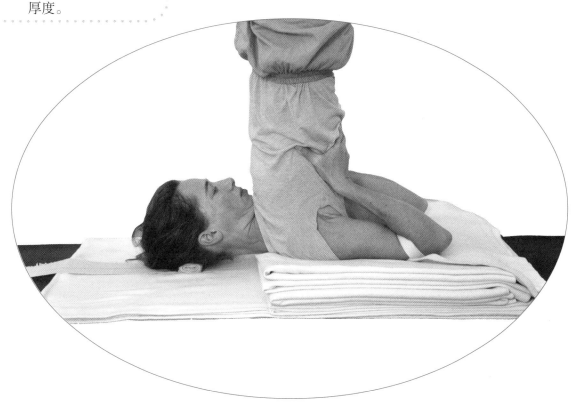

图1　绷带卷支撑头后侧的肩倒立式

变体7
积极的瑜伽椅上的肩倒立式: 瑜伽椅支撑背部

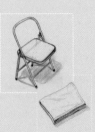

辅 具
1把瑜伽椅
几条瑜伽毯
墙面
1张瑜伽垫

功效 在传统的肩倒立式中瑜伽毯只用来支撑颈部后侧,给双肩更多自由。在本变体中瑜伽椅可以代替双手支撑背部。这可以为双肩创造出更多的活动空间,更好地打开胸腔。背部上提,胸部更多地向前推,使收颌收束的效果更深入。

在此变体中,瑜伽椅支撑背部,可以给双肩和胸部创造更大的活动空间(和变体16被动的瑜伽椅上的肩倒立式的练习目的不同)。将瑜伽毯折叠成窄长条纵向放置来支撑颈部后侧,可使双臂穿过瑜伽椅前横档(如果瑜伽椅上有的话),将肩部更多地向后移动。

→准备1把瑜伽椅,椅背靠墙放置。

〉将 1 张折叠的防滑瑜伽垫(或者 1 小张防滑瑜伽垫)铺到椅座上,并在其上叠放 1 ～ 3 条折叠的瑜伽毯,调整椅座的高度。

〉将 2 ～ 3 条瑜伽毯折叠成窄长条,纵向放到椅座底下,一端超出椅座前缘约 20 厘米。

〉侧坐在瑜伽椅上,向后转身,双腿抬起,躺在瑜伽椅上,双脚撑在墙上。

〉握住瑜伽椅,将身体向瑜伽椅后侧拉动。

〉将双臂放到椅座下方,握住瑜伽椅的后腿。如果瑜伽椅有前横档,则将双臂从横档下方穿过。

〉上身向下滑,直到颈部下端落到窄长的瑜伽毯上。(图 1)

〉将双肩向后拉,如果可能,弯曲双臂,肘窝抵住瑜伽椅前腿,增大双肩的活动幅度。(图 2)

〉双臂也可尝试不同的方式,以更多地活动双肩。(图 3、图 4)

〉在体式中保持 3 ～ 6 分钟。

☼ 为防止身体倒向两侧,可将双腿分开少许。

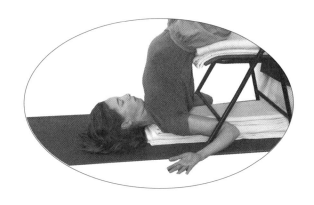

图2　弯曲双臂，将双肩向后拉

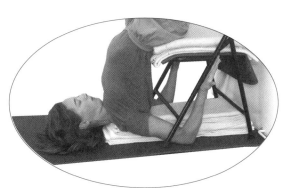

图3　大臂、双手推瑜伽椅前腿

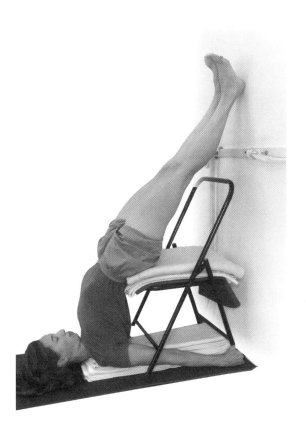

图1　双臂放在前横档下的瑜伽椅上的肩倒立式

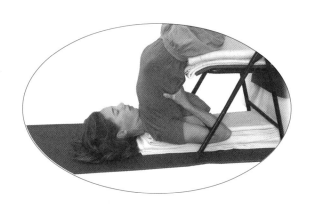

图4　双手支撑背部，使其内凹

〉双腿在头后落地，进入犁式。（图5）

〉在犁式中保持几分钟，然后将瑜伽椅拉向身后，背部抵靠椅座前缘。

〉双手握紧椅腿，将其向身后拉，支撑住背部，抬起双腿进入肩倒立式。（图6）调整抓握位置，保持身体在双肩上方，与地面垂直，对位。

〉在体式中保持3～6分钟。出体式时，双腿向后落，双手松开，身体向头顶方向滑落，背部落到地面。

☼ 在瑜伽椅上铺放瑜伽毯时，将瑜伽毯的边缘超出椅座少许，以使背部更舒适。

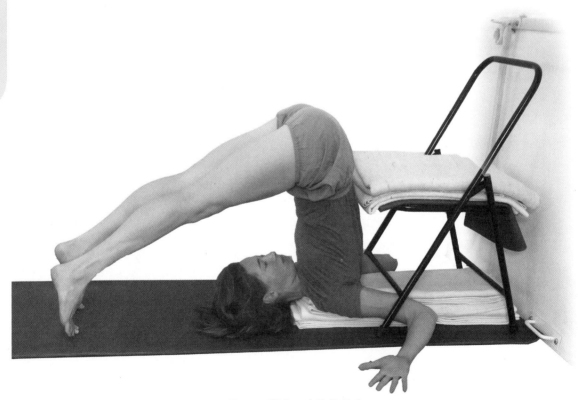

图5　双腿分开少许的犁式

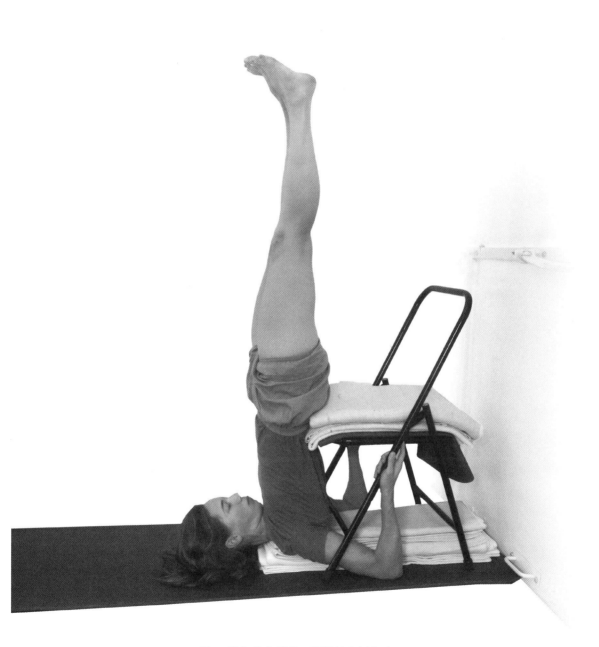

图6 瑜伽椅支撑的、积极的肩倒立式

变体8

支撑肩倒立二式

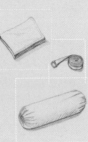

辅　具
5~6条瑜伽毯
1根瑜伽带
1个瑜伽抱枕
1根金属棍子
（可选）

在支撑肩倒立二式（《瑜伽之光》，图235）中双手虽然没有支撑背部，但是，它仍然是一个有支撑的体式。这支撑来自双臂和双手下压地面产生的拮抗。通常，平台的长度不足以支撑手腕和双手，从而削弱了体式的基础。附加的支撑可以缓解此问题。我们在平台一端放置1个瑜伽抱枕来扩大平台。

这里介绍两种支撑双手的方式，以加固体式的基础。

手臂和手腕越稳定，背部的上提就会越好。

☼ 你还可以做几次动态练习，从犁式到支撑肩倒立二式，再返回犁式。尝试每次双腿抬起时加大手臂下压的力量。呼气时移动双腿。在此过程中保持双腿伸直、并拢。

缩短瑜伽带可以增强加固的效果。（请参照犁式变体3）

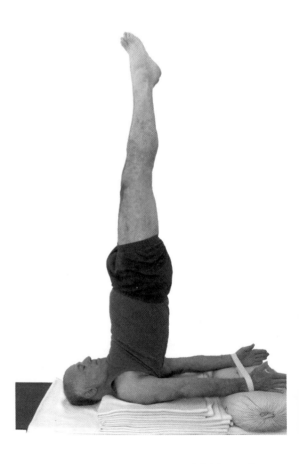

图1　瑜伽带套住手腕的支撑肩倒立二式

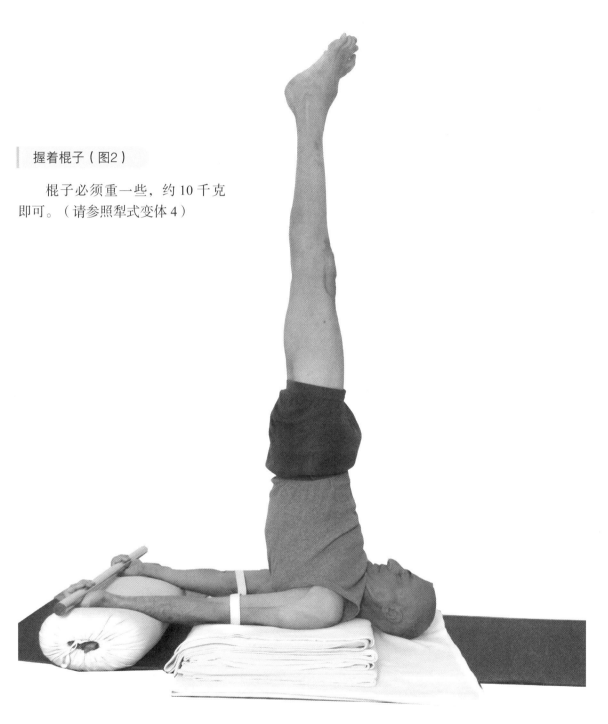

握着棍子（图2）

棍子必须重一些，约 10 千克即可。（请参照犁式变体 4）

图2　握着棍子的支撑肩倒立二式

变体9

无支撑肩倒立式: 面朝墙面

辅 具
1~2个瑜伽抱枕
墙面
2条瑜伽毯
1根瑜伽带
再加1个瑜伽抱枕
（可选）

功效 双脚沿着墙面向上爬有助于上提背部并使其内凹更多。墙面的支撑使我们体会在无支撑肩倒立二式（*Nirālamba Sarvāṅgāsana* Ⅱ）中用肩部获得平衡（《瑜伽之光》，图237）。墙面还可以使练习者在双角犁式（*Supta Koṇāsana*）中双腿分开得更多。

在此变体中面朝墙面做肩倒立式，脚趾抵靠墙面。这对双角犁式尤其有益，因为墙面可以帮助双腿内侧的拉伸，使双腿分开得更多。

→ 可以靠墙铺1条瑜伽毯，用来垫头部。

〉 将1个瑜伽抱枕横放在瑜伽毯上，距墙面30～40厘米。如果抱枕厚度不够，可将1条折叠的瑜伽毯放于其下。

〉 仰卧，双肩落在抱枕上，头部位于墙面和抱枕之间。（图1）

〉 双手下压，双腿抬起，翻过头顶，双膝弯曲，小腿前侧、脚背抵靠墙面。

◎ 最好将另一个瑜伽抱枕纵向放置，支撑背部，以便更容易地进入体式。

〉 双臂向后伸展，十指交扣，将双肩向后拉，落于瑜伽抱枕的中线上。（图2）

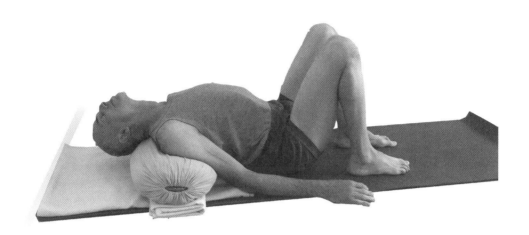

图1　准备进入无支撑肩倒立式

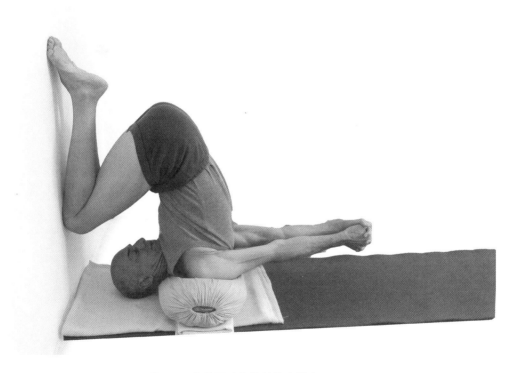

图2　双肩落于瑜伽抱枕的中线上

〉双手推墙，脚趾沿墙面向上挪动。用脚趾支撑和双手推墙的动作上提背部，使之内凹。（图3）

〉脚趾慢慢离墙，双腿垂直向上伸展，保持平衡。然后，双手慢慢离墙，双臂沿体侧向上伸展，掌心远离墙面。正常呼吸，保持几分钟。（图4）

〉双腿分开，双脚落于地面，进入双角犁式（*Supta Koṇāsana*）。双脚蹬墙，双手握住双脚，伸展双腿。（图5）

〉还可以脚掌蹬墙，进入膝碰耳犁式（*Karṇapīdāsana*）。（图中未示出）

如果你想在无支撑肩倒立式之后接着进入支撑肩倒立式，则可用另一个瑜伽抱枕和瑜伽带来支撑双肘。在利用墙面提起背部后，你可以体验到更好的支撑肩倒立式。（图6）

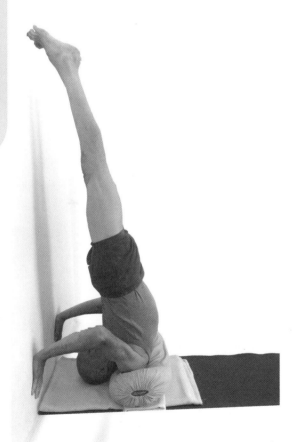

图3　利用墙面提起背部

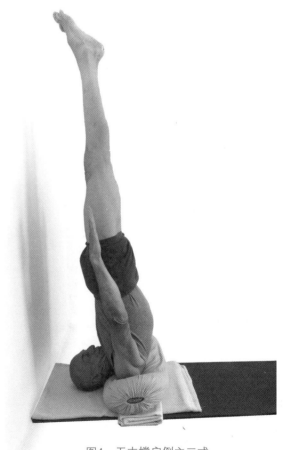

图4　无支撑肩倒立二式

辅具瑜伽
习练指南　Ⅲ

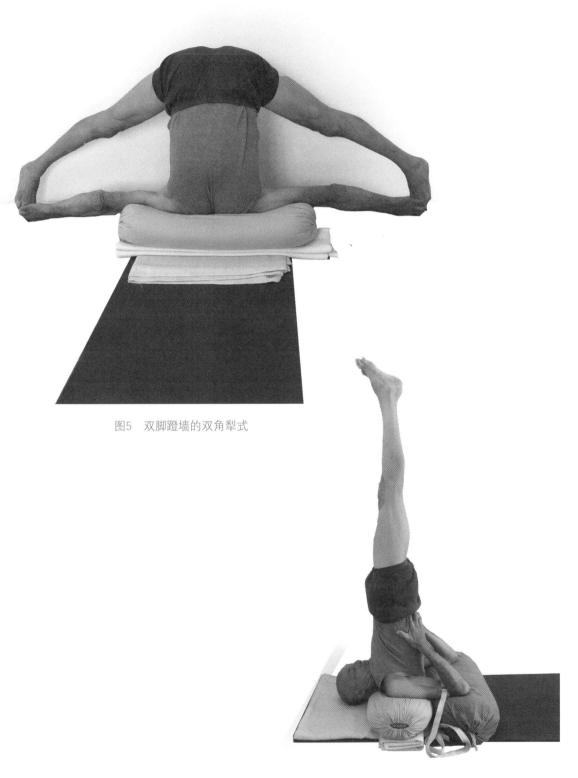

图5　双脚蹬墙的双角犁式

图6　从无支撑肩倒立式进入支撑肩倒立式

倒立体式
支撑肩倒立式　　143

在《瑜伽花环》（第6卷）中艾扬格大师写道：

"在我练习、教学的过程中遇到很多颈部疼痛者。我设计了各种方式帮助人们无疼痛地练习此体式。"

艾扬格大师的确发明了一些方式，使即便颈部有损伤者也可以练习支撑肩倒立式。

> ⚠ 患有颈椎间盘突出者做肩倒立式很危险。如果怀疑自己有此问题，请咨询有经验的艾扬格瑜伽认证教师。

变式10

颈椎C7突出：每侧肩部各搭一个小平台

辅 具
7条瑜伽毯
1根瑜伽带

功效 此变体使颈部底端（颈椎C7）突出、疼痛者也能安全、无疼痛地做肩倒立式。

想象一个对重量反应很灵敏的平台，负荷越重，颜色变得越深，在其上做肩倒立式。练习者做完体式后会在平台上留下什么样的图案？理想状态下，身体的重量只由肩部和大臂承担，颈部后侧，包括第1胸椎和第7颈椎都应该抬离平台。因此在平台上应该呈现两条平行的黑线，这是由肩部到大臂一直到肘部留下的印记。

当颈椎底端（颈椎C7）突出时，做传统的肩倒立式就会感觉疼痛不适。此变体可帮助有这些问题者无疼痛地完成此体式。

→准备两个小平台，每个用2~3条折叠的瑜伽毯叠放。（瑜伽毯需比常规的平台多折一次）

〉两个平台的圆边彼此相对放置，两者之间为颈椎留一个小间隙。（图1）

〉仰卧。双肩各落在一个小平台上，颈椎段位于两个小平台之间的间隙处。

〉向上进入肩倒立式。（图2）

〉双肩下压，上提脊柱，尤其是胸椎T1和颈椎C7。

> ☼ 在进入体式之前，确保双肩内收，彼此靠近，并将肩部外侧向下转。以肩头（顶端）支撑身体，不要用上背部支撑。
>
> ☼ 在体式中，双肩外侧、双肘外侧持续下压，双腿保持向上伸展，从而上提整个脊柱。

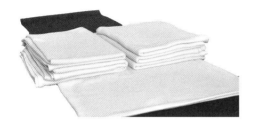

图1　留有间隙的两个小平台

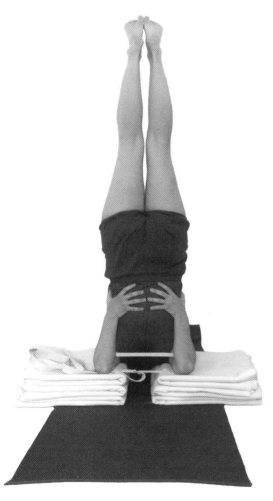

图2　两个小平台上的肩倒立式

◎　此变体也可以在标准的肩倒立式
　　平台上完成。只需要在平台中线
　　两侧各放上两组折叠的瑜伽毯即
　　可。（图3）

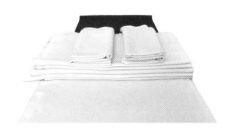

图3　在标准平台上放置两组折叠的瑜伽毯

变体11

上提颈部和脊柱：用纵向的瑜伽毯支撑
颈部

辅 具
5～7条瑜伽毯
1根瑜伽带

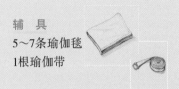

功效 折叠的瑜伽毯可以支撑颈部底端，有
助于脊柱上提。此变体与其他颈部弯曲体式
结合有助于纠正颈椎C7突出。

变体 10 使颈部底端悬空，从而帮助颈部
疼痛者做肩倒立式。有时相反的方法也许能
起到更好的作用：颈部底端不是被悬空，而
是用瑜伽毯将其抬高，更利于从胸椎 T1 处上
提整条脊柱。瑜伽毯的支撑提供了一个柔和
的阻力，引导其上提，向相反方向弯曲。

→准备1个标准的肩倒立式平台。

〉另外再准备 1 条三折的瑜伽毯，将其
纵向放置在平台中线上。（图 1）

〉向上进入肩倒立式。用此附加的支撑
使整个脊柱上提更多。

也可以将三折的瑜伽毯的一端超出平台
圆边一侧放置，以抬高头部。（图 2）

☼ 将此变体与变体10比较，你
觉得哪一种更有助于上提脊
柱？记住，一个完美的肩倒
立式重量应该完全由双肩外
侧、大臂外侧和双肘支撑，
整条脊柱都不与平台接触。

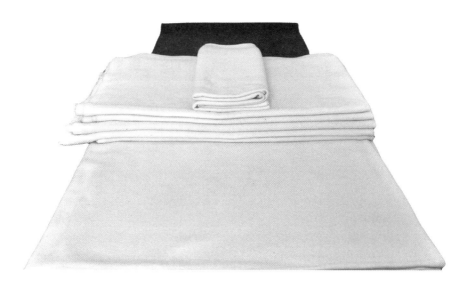

图1 附加的瑜伽毯支撑颈椎

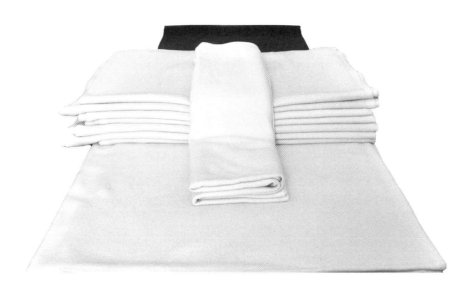

图2 附加的瑜伽毯支撑颈椎和头部

变体12

支撑斜方肌：用两个绷带卷

辅　具
5~7条瑜伽毯
1根瑜伽带
2根绷带

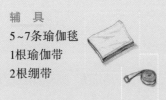

功效　2个绷带卷可以抬起两侧的斜方肌，释放双肩，打开胸腔，上提整个身体，而避免由此带来的任何压力和疼痛。它还有助于纠正颈椎C7突出。

在肩倒立式中斜方肌应该被上提，因此，必须将双肩向后向内转，双肩外侧支撑平台。如果斜方肌僵紧则很难完成上述动作，颈部有可能受到挤压，感到疼痛。如果不小心，甚至可能导致颈部的损伤。在此变体中用2个绷带卷支撑斜方肌，可以帮助完成上述动作。

→准备1个标准的肩倒立式平台，2个绷带卷。将绷带卷放在平台圆边前缘。（图1）

〉仰卧，将颈部两侧的斜方肌内缘放在绷带卷上。

〉进入犁式，调整绷带卷的位置，确保使之支撑两侧斜方肌的顶端接近颈部处。颈部底端（颈椎C7）被略微抬起。

〉双肘套上瑜伽带，进入肩倒立式。（图2）

还可以用2个木楔子（图3）、2根（用于做膝关节治疗的）细铁柱（图中未示出）或者其他适合的物品支撑斜方肌。

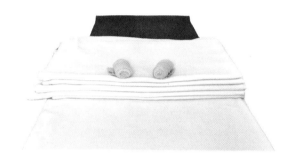

图1　放置2个绷带卷

◎ 绷带卷的压力可能带来疼痛，这种疼痛是无害的。你只需忍受一会儿，放轻松，让斜方肌柔软下来，疼痛就会消失。如果持续疼痛，或者疼痛难忍，则把绷带卷卷得小一点（可以不全卷起来），再试一次。

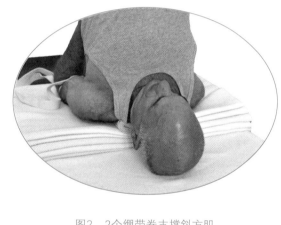

图2　2个绷带卷支撑斜方肌

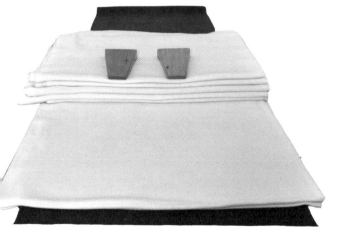

图3　木楔子支撑斜方肌

变体13

支撑颈部：台阶式边缘的平台

辅 具
7~8条瑜伽毯
1根瑜伽带

功效 颈部肌肉绷紧时，将其悬空可能会感到疼痛不适。平台的台阶式边缘作为一个软垫可以给颈部提供充分的支撑。尤其是颈部变直，失去自然曲度，甚至向后凸的练习者更需要此台阶的支撑。另外，加高的平台也为肩胛带和上背部提供了更多自由。

☼ 叠放瑜伽毯，使台阶式平台边缘形成一个圆弧状斜坡，适应颈部的自然曲度，或者引导颈部使其恢复自然曲度。

☼ 如果有狮子式（*Siṃhāsana*）箱子，也可以用它代替台阶式平台。

此变体可缓解颈部区域的轻微疼痛或者敏感。下面给出两种建立台阶式平台的方式。

台阶式边缘

→ 准备7~8条瑜伽毯，而不是之前的5条。将其折叠，叠放，形成台阶式边缘。

＞ 仰卧，使颈部后侧完全放在台阶式边缘上。（图1）

＞ 双肘套上瑜伽带，进入犁式。调整肩部位置，然后进入肩倒立式。（图2）

反向台阶式边缘

→ 准备7~8条瑜伽毯，将其折叠，叠放。从地面数第三条瑜伽毯开始，将其上的每一条瑜伽毯依次前移，形成一个反向的台阶。（图3）

＞ 在反向台阶式平台上进入肩倒立式。（图4）

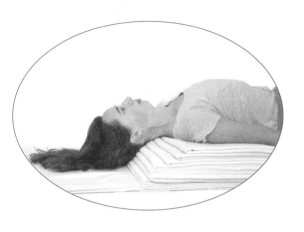

图1　台阶式边缘完全支撑颈部

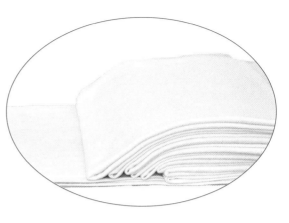

图3　支撑颈部的反向台阶式边缘

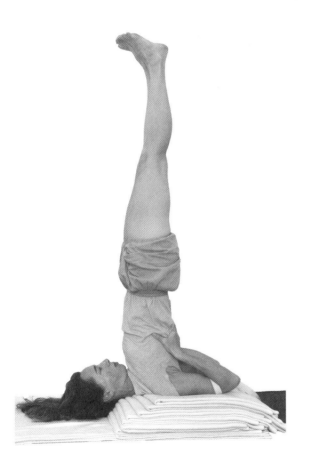

图2　台阶式边缘上的肩倒立式

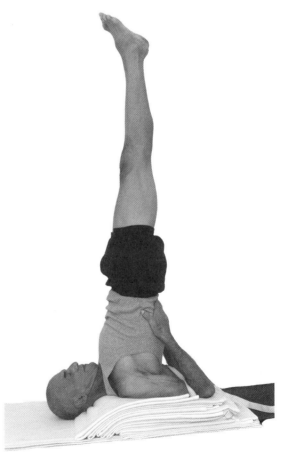

图4　反向台阶式边缘上的肩倒立式

变体14

支撑颈部：两个瑜伽抱枕的平台

辅　具
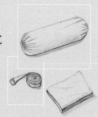
2个瑜伽抱枕
1根瑜伽带
1条瑜伽毯

功效　2个瑜伽抱枕搭建的平台比标准的用5～6条瑜伽毯做成的平台更厚、更软，可能也会使练习者感觉更舒服，即便颈部比较敏感或者肩部比较僵硬者也可以舒服地完成体式。

在2个瑜伽抱枕搭建的平台上做肩倒立式会感觉比较舒服，可以缓解颈部的酸痛、敏感或者肩部的僵紧。但是，瑜伽抱枕缺少了瑜伽毯所提供的稳定性和支撑力，瑜伽毯的支撑可以使大臂和肘部下推的力量更大。而且瑜伽抱枕提供的更高的支撑也削弱了此体式的收颌收束效果。

→铺开一条瑜伽毯，并排横向放置两个同样大小的瑜伽抱枕。一个用于支撑双肩，另一个用于支撑双肘。瑜伽毯应该超出放置头部一侧的抱枕多一些，从而缓冲头部的压力。（图1）

〉仰卧在瑜伽抱枕上，双肩落在前面抱枕的中线上，颈部被抱枕圆边完全支撑。

〉进入犁式。双肘套上瑜伽带，然后进入肩倒立式。（图2）

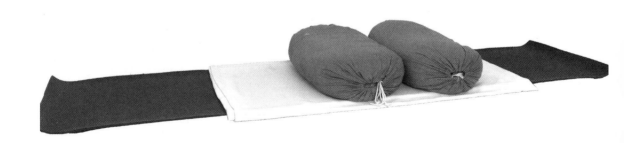

图1　用2个瑜伽抱枕搭建的平台

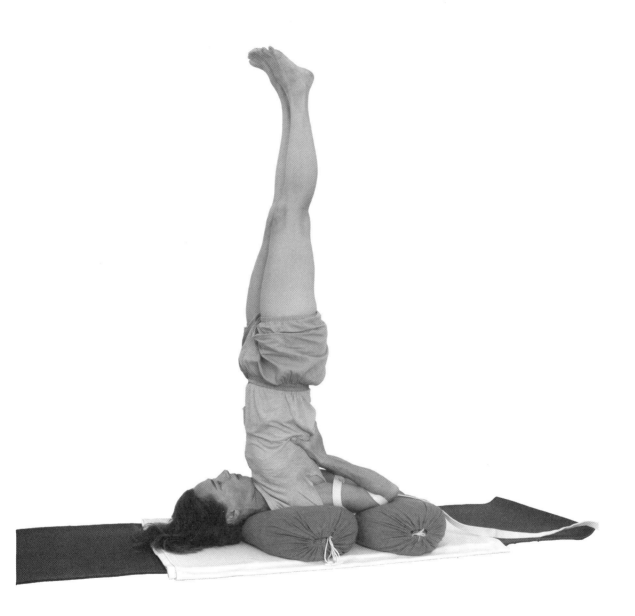

图2　2个瑜伽抱枕上的肩倒立式

变体15

外出时的练习: 利用有限的辅具

辅 具
2条瑜伽毯
4块瑜伽砖
1根瑜伽带

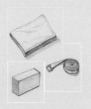

前面讲过, 肩倒立式特别重要, 最好天天练习。但是有时外出, 随身携带的辅具有限怎么办?下面介绍三种方式, 可以利用有限的辅具因陋就简, 不间断练习。

利用2条瑜伽毯

如果你只有 2 条瑜伽毯, 可以将每条瑜伽毯三折, 做成2个长条, 一条用于支撑肩部, 另一条用于支撑肘部, 每个长条的高度和 3 条瑜伽毯做成的平台的高度一样。这能使双肩和双肘得到良好的支撑。如图 1 所示就是一个不错的平台!不是吗?

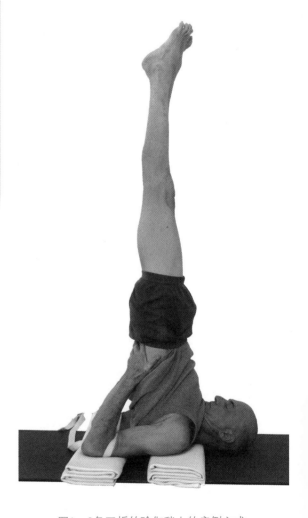

图1　2条三折的瑜伽毯上的肩倒立式

2条瑜伽毯和2块瑜伽砖

如果你有2块瑜伽砖，可以用其支撑双肘。（图2）配合2条瑜伽毯，就可以搭建一个很好的平台了！这与6条瑜伽毯搭成的平台一样高。

4块瑜伽砖

2块瑜伽砖用于支撑双肘，另外2块用于支撑双肩。（图3）

> ☼ 如果你用的是木质瑜伽砖，可以在上面铺上一层垫子，更舒服一些。

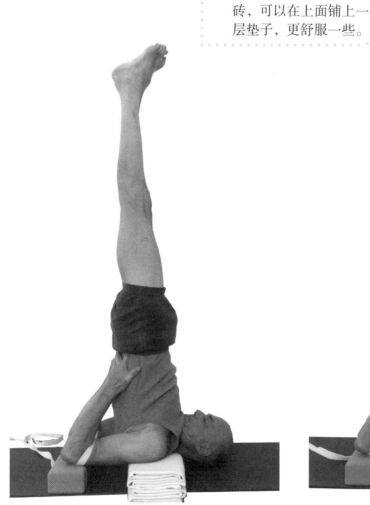

图2　2条瑜伽毯和2块瑜伽砖上的肩倒立式

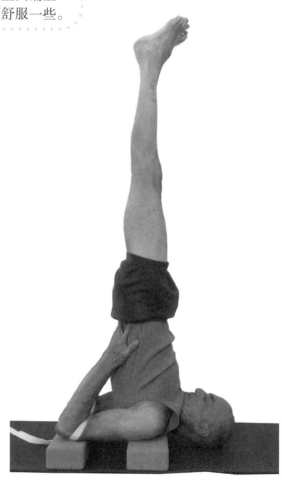

图3　4块瑜伽砖上的肩倒立式

在我外出旅行时总会随身携带 1 张薄的防滑瑜伽垫和 2 根瑜伽带。如果行李箱还有空间，会再带上 1 块橡胶瑜伽砖。但是行李箱中不可能装得下 4～5 条瑜伽毯，因此外出时做肩倒立式还是有点挑战的。在这种情况下如何不间断地进行肩倒立式的练习呢？

需要创造力的时候到了！艾扬格大师开发出的辅具体系就是伟大的创造力的典范。我们可以向他学习，将缺乏传统辅具的困难转变为向环境寻求帮助的机遇。显然，我们承认，最好采用常规的辅具进行练习，但我们不应该受其限制而停止练习！

在宾馆房间里做肩倒立式

大多数宾馆房间都提供毯子。虽然不总是尽如人意，但还是可以使用的。如果没有合适的毯子，就选择使用沙发、枕头或者任何能用的物品即兴创作，进行练习。束角倒箭式（*Baddha Koṇāsana* in *Viparīta Karaṇī*，图 4）、倒箭式（*Viparīta Karaṇī*，图 5）、肩倒立式（*Sarvāṅgāsana*，图 6）、桥式肩倒立式（*Setu Bandha Sarvāṅgāsana*，图中未示出）都不在话下。

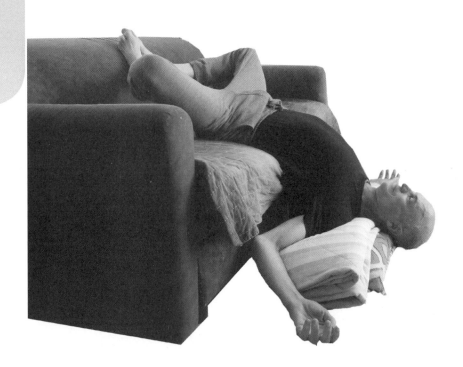

图4　束角倒箭式

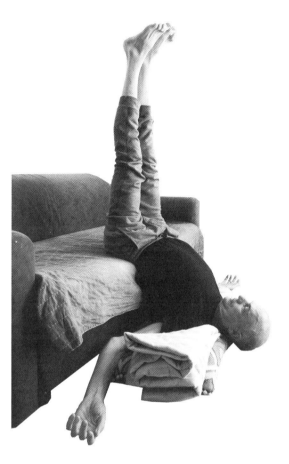

图5　倒箭式

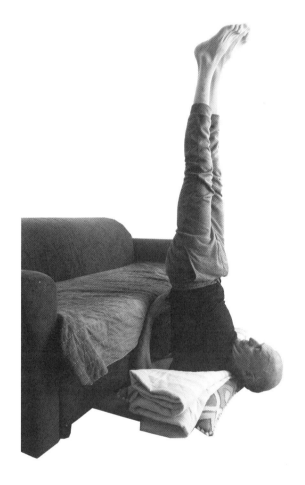

图6　肩倒立式

我的家紧邻地中海海滩，对我来说海滩是练习的好地方。水元素和风元素为我补充能量。我有一个常去的安静的地方。只带 1 条毛巾、1 根瑜伽带，就可以练习肩倒立式。

在海滩上，沙子可以替代各种辅具。在肩倒立式中，不用抬高双肩，挖个浅浅的坑将头放进去来得更容易，也更稳定。（图7，图8）至于坑的大小、深度，实地体验几次就可以确定。这样做还有很多其他好处呢。在进入犁式（图9）时，双脚和双肩同高，而不是之前的比双肩略低一些；对于桥式肩倒立式来说也一样（图10）。这使体式做起来更容易，也更符合人体条件。

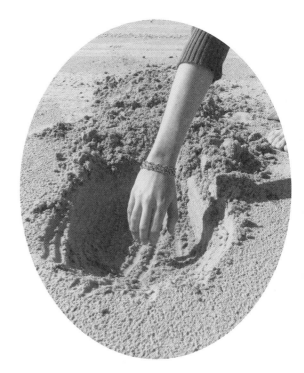

图7 为头部准备一个沙坑

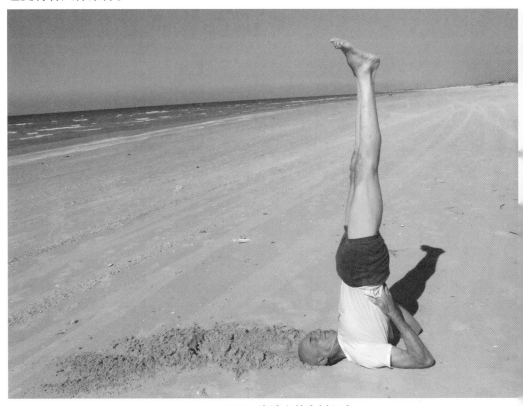

图8 海滩上的肩倒立式

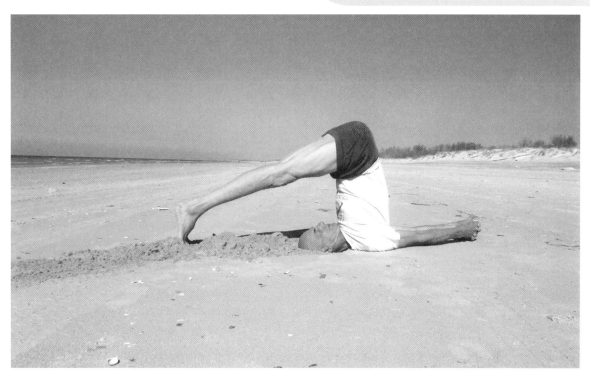

图9　海滩上的犁式

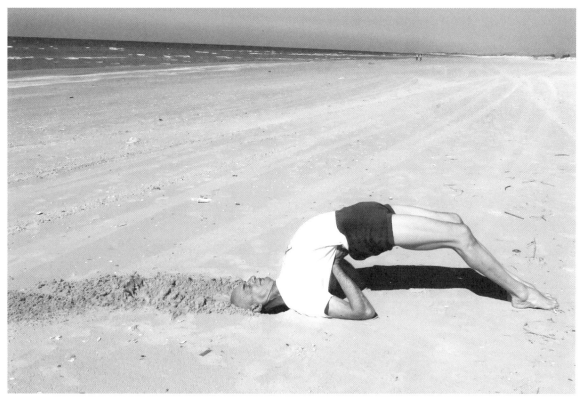

图10　双腿向后落下进入桥式肩倒立式

变体16

被动的瑜伽椅上的肩倒立式

辅 具
1把瑜伽椅
1个瑜伽抱枕
1张瑜伽垫
2~3条瑜伽毯
墙面
1根瑜伽带

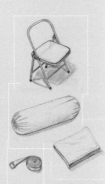

功效 这是一个非常放松的变体。即便是颈部有轻微损伤者或者肩部僵紧者，也可以享受其非凡的益处。有了各种支撑，双臀和双腿不需要像在常规肩倒立式中那样积极，使其具有了疗愈功能。胸腔被打开了，深呼吸自然而来，从而为调息做好了准备。

肩倒立式中使用瑜伽椅的方法有很多，可参见我的《椅子瑜伽习练指南》一书，以及吉塔·S.艾扬格所著《艾扬格瑜伽入门教程》。我们已经介绍过积极的瑜伽椅上的肩倒立式（参见支撑肩倒立式变体7），在此我只介绍几种最常用的利用瑜伽椅做疗愈性肩倒立式的方法。

→将瑜伽椅离墙少许放置，椅背朝墙。

◎ 瑜伽椅也可以远离墙面。但是如果瑜伽椅的椅座不够高，双腿可能就更水平一些。用墙面支撑双脚，双腿可以更垂直一些。

〉根据你的身高和瑜伽椅的高度，将瑜伽毯1~3折铺放到椅座上的瑜伽垫之上。

〉将瑜伽毯打开，铺在瑜伽椅前缘下方的垫面上，用来垫头后侧，并在其上横向放置1个瑜伽抱枕。

〉侧坐在瑜伽椅上，双手握住椅背，臀部转向墙面，双腿依次抬起。（图1）

〉双膝后侧放到椅背上，双腿弯曲。远离墙面时这一步尤其重要。（图2）

〉双腿向上伸直，双脚跟抵墙，将上半身拉向墙面，直到臀部靠近墙面。（图3）

〉你已经安全地躺在瑜伽椅上。双手松开，双臂从瑜伽椅前腿内侧穿过椅座，双手抓住瑜伽椅后腿。（图4）

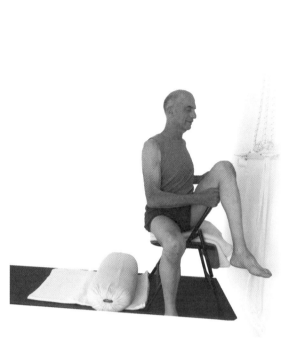

图1　准备进入瑜伽椅上的肩倒立式

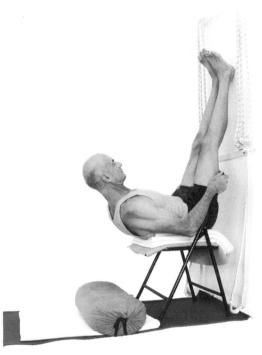

图3　将上半身拉向墙面

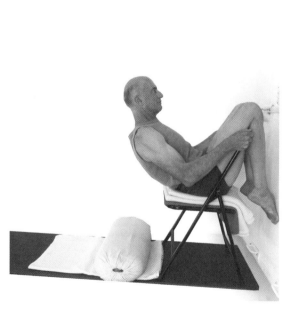

图2　在椅背上弯曲双腿

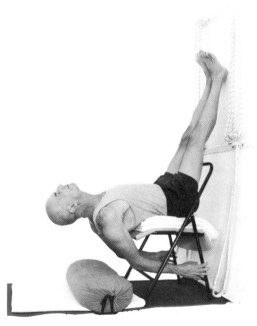

图4　双手抓住瑜伽椅后腿

〉身体缓慢滑下，双肩落在瑜伽抱枕的中部。腰部不要离开瑜伽椅。

〉掌心向上，抓住瑜伽椅后横档。

〉用力抓住此处，上提并展开胸腔，同时将双肩向后拉，直到颈部后侧自然地落在瑜伽抱枕的圆边上。瑜伽椅和瑜伽抱枕共同承担着身体的重量。

◎ 如果双肩僵紧，或者双臂较长，可握住瑜伽椅后腿。（图5）

〉在体式中保持5～10分钟，舒缓而深长地呼吸，保持大脑的被动。

〉出体式。双手松开，然后慢慢下滑，直到臀部落在瑜伽抱枕上。在此停留片刻，缓慢地转身，起来。

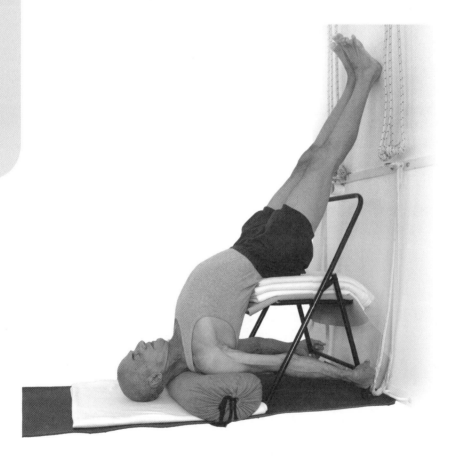

图5　双脚跟抵墙的被动的瑜伽椅上的肩倒立式

双腿的位置

〉双腿可以向前伸展，双脚跟抵墙（图5），或者垂直向上伸展（图6），或者双腿弯曲进入束角式（图7），或者双腿交盘进入莲花式（图8）。

◎ 如果瑜伽抱枕的厚度不够，或者椅座太高，而使颈部感觉受到挤压，可将三折

的瑜伽毯铺放在瑜伽抱枕下，将双肩再抬高一些。

◎ 如果椅座太低，则在椅座上再铺放几条折叠的瑜伽毯或者1块泡沫瑜伽砖来提升高度。

◎ 如果椅背在束角式中支撑双脚时太高，可在椅背上绑1根瑜伽带（图9）。

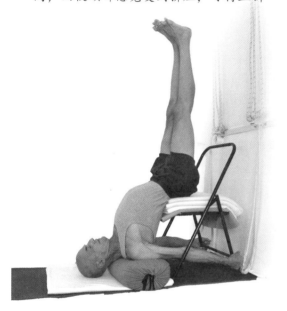

图6　瑜伽椅上的肩倒立式，双腿垂直向上伸展

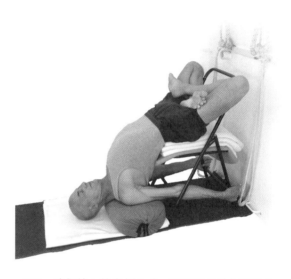

图8　瑜伽椅上的肩倒立式，双腿交盘进入莲花式

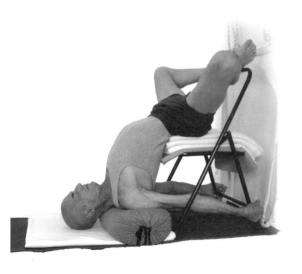

图7　瑜伽椅上的肩倒立式，双腿弯曲进入束角式

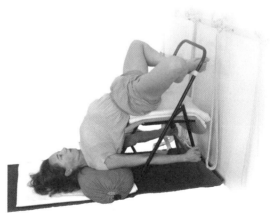

图9　瑜伽带辅助的束角式

做变体

从被动的瑜伽椅上的肩倒立式，也可以直接进入各种变体，如侧扭转肩倒立式（《瑜伽之光》，图 254）（图 10）、犁式（图 11）、双角犁式（图 12）、侧犁式（图 13）。

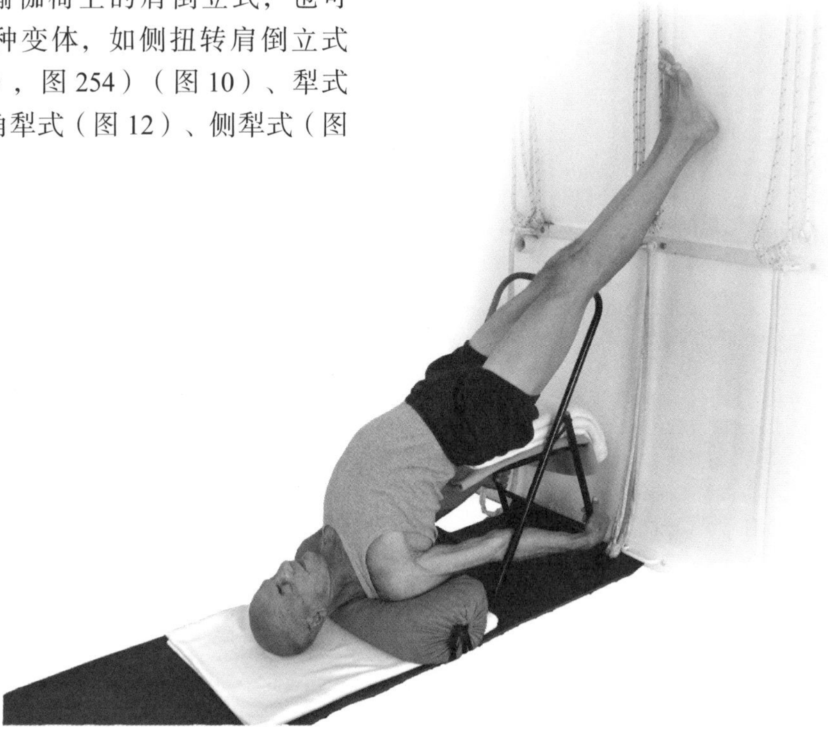

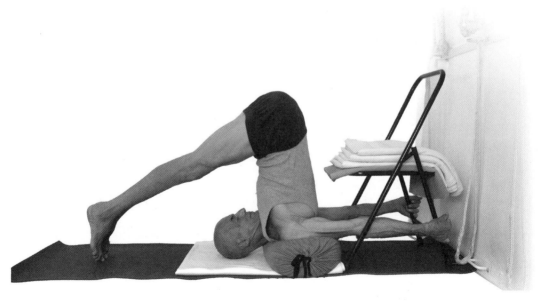

图10　瑜伽椅上的侧扭转肩倒立式

图11　双手抓住椅腿的犁式

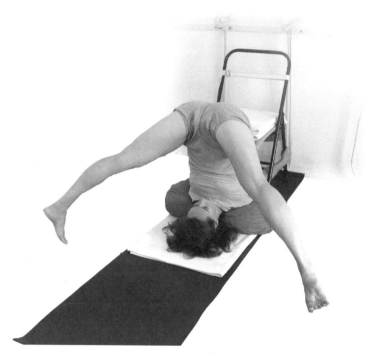

图12 瑜伽椅支撑背部的双角犁式

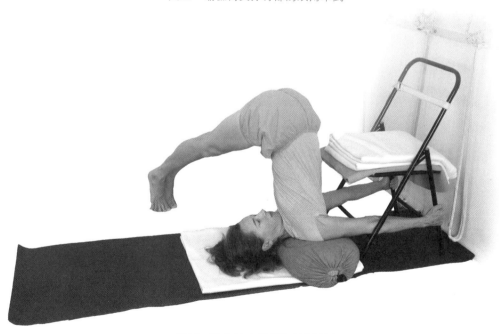

图13 瑜伽椅支撑背部的侧犁式

犁式（*Halāsana*）

许多初学者在犁式中很难将上背部提起，使重量落在双肩顶端，双肩也难以正位。

使用辅具有助于学习犁式中的诸多动作。

变体1

犁式: 脚趾落到瑜伽椅上

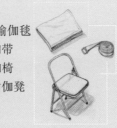

辅　具
5～7条瑜伽毯
1根瑜伽带
1把瑜伽椅
或1个瑜伽凳

功效　瑜伽椅提供了更高的支撑，使双脚难以落地的练习者也可以练习此体式。它还有助于保持双肩的正位，从而使背部更好地上提，胸椎更好地内收。

→准备1个标准的肩倒立式平台，并将1把瑜伽椅放在离平台圆边约1米处。

〉如图1所示测量瑜伽椅和平台的距离。必要时做出相应的调整。

〉进入犁式，将脚趾落到椅座上。

〉脚趾下压椅座，大腿前侧向上提起。（图2）

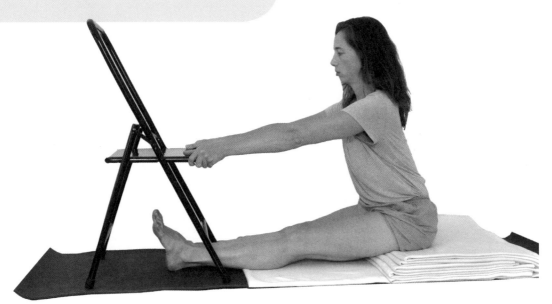

图1　测量瑜伽椅与平台的距离

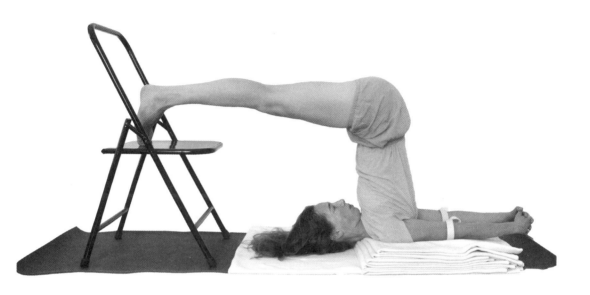

图2　脚趾落到瑜伽椅上的犁式

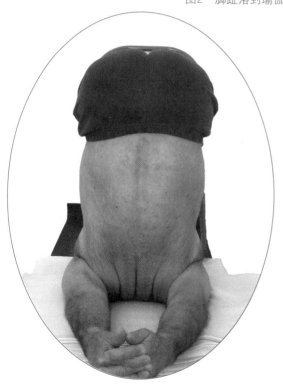

图3　背部中央形成一条明显的浅沟

☼ 两髋垂直上提，大腿骨移向骨盆，同时臀部向脚跟方向转。

☼ 胸椎内收，上提整个躯干。如果这个动作完成的正确，脊椎就会陷入到背部肌肉中，背部中央会形成一条明显的浅沟。（图3）

☼ 大腿前侧上提，打开双膝后侧。

变体2

双角犁式：脚趾落到瑜伽椅上

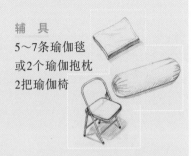

辅具
5～7条瑜伽毯
或2个瑜伽抱枕
2把瑜伽椅

功效 此变体和前一个类似，但在此双腿是分开的。这有助于下背部和骨盆区域的扩展。

→准备1个标准的肩倒立式平台或2个抱枕。

〉将2把瑜伽椅放到平台两侧，离平台约1米，与平台形成一个三角形。

〉仰卧在平台上，双腿向头后抬起，骨盆向上转，双腿分开。脚趾尖落到瑜伽椅上。

〉脚趾下压椅座，大腿向上提起。（图1）

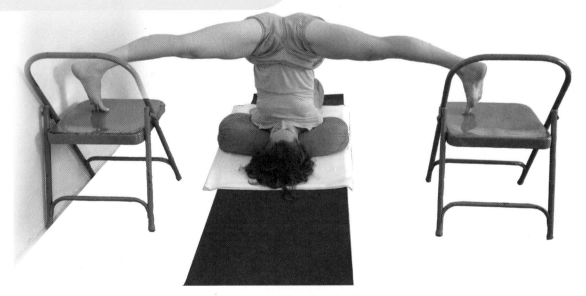

图1　脚趾落到瑜伽椅上的双角犁式

变体3

调整双肩: 瑜伽带套住手腕

辅具
5～7条瑜伽毯
1根瑜伽带

功效 手腕与瑜伽带形成的拮抗能激活双臂，有助于双肩向后、向下转。肩部僵紧者在犁式中难以十指交扣，此变体是其很好的替代方式。

这是在犁式中十指交扣的一种替代方式。

→从肩倒立式向下进入犁式后，取下肘部的瑜伽带，将之调整得短一点，然后套在手腕处。

〉手掌朝向天花板。（图1）

☼ 将瑜伽带绷紧，双肩向外、向下转，使之更加接近垫面，彼此再靠近一些。

☼ 双臂下压，肩胛骨内收、上提，打开胸腔。

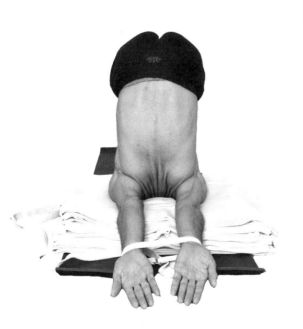

图1 瑜伽带套住手腕

变体4

活动僵紧的双肩: 握着棍子

辅 具
5～7条瑜伽毯
1根金属棍子
1根瑜伽带

功效　棍子的重量有助于创造双肩的活动，提升其柔韧性。这对肩部僵紧者尤其有用。它还能增加体式的稳定性。

→ 准备1根重的金属棍子放在平台旁边。

◎ 根据练习者的身体结构和柔韧性，选择适当的金属棍子。一般为5～10千克。

〉进入犁式，双臂套住1根瑜伽带并收紧，双手在身后握住棍子，掌心向上，双臂距离与肩同宽。双臂伸展，借助棍子的重量将双臂下压。（图1）

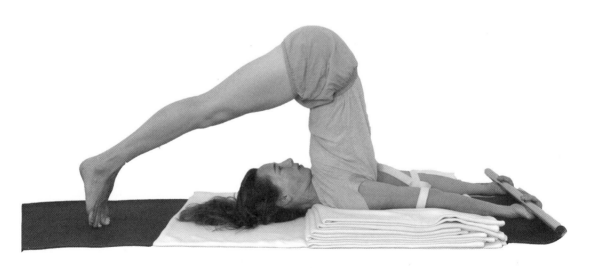

图1　握住金属棍子的犁式

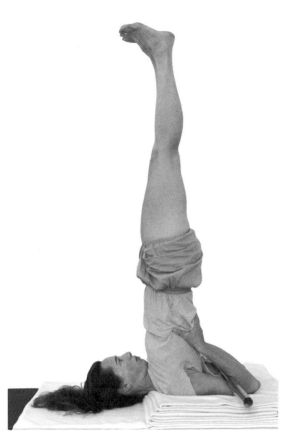

> 大腿前侧上提，背部向上伸展。

> 金属棍子也可以用于肩倒立式。（图2）

> 也可以握住低墙钩来代替金属棍子。（图3）

适用 所有犁式变体，尤其是侧犁式（*Pārśva Halāsana*）。

图2　双臂上放有金属棍子的肩倒立式

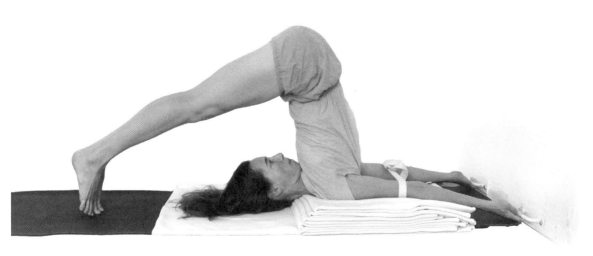

图3　握住低墙钩的犁式

变体5

疗愈性犁式: 大腿放在犁式凳上

辅 具
2个瑜伽抱枕
1条瑜伽毯
1～2把瑜伽椅
或1个长凳（或犁式凳）（长凳高56～60厘米，根据练习者上半身的长度和肩部支撑的高度进行选择）
1张瑜伽垫（可选）

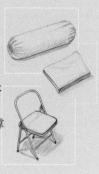

功效 这是最好的疗愈性体式之一，可以使练习者深入地放松，体验宁静、肃穆，保持头脑被动。对大腿的支撑可伸展下背部，缓解下背部疼痛。这也是强烈后弯后"降温"的很好方法。

→先在瑜伽垫上铺放一条瑜伽毯。在其一端放置一个犁式凳。

〉 如果有必要，可在犁式凳上铺一小张防滑瑜伽垫和几条瑜伽毯。

〉 将2个瑜伽抱枕靠近犁式凳摆放成"T"字形，横向的抱枕用于支撑双肩，纵向的抱枕可辅助进出体式，使得进体式更容易，出体式更柔和。（图1）

◎ 如果只有一个抱枕可用，可用其他合适的物品替代纵向放置的抱枕。

◎ 根据需要可调整犁式凳上的瑜伽毯的数量。

◎ 如果因为抱枕高度不够而使颈部感到挤压，或者犁式凳对练习者来说太高，可在横向的抱枕下铺放一条三折的瑜伽毯，使双肩抬高得多一点。

〉 仰卧，双肩落到横向抱枕的中线上，背部和骨盆则落在纵向抱枕上。

〉 双腿抬起，身体向上卷动，将大腿落到犁式凳上，进入半犁式（*Ardha Halāsana*）。

〉 大腿前侧内旋，展宽大腿后侧和臀部。

〉 双臂向后拉伸，十指交扣，将双肩向后拉，向内收。（图2）

〉 弯曲双臂，掌心朝上，放在犁式凳两侧。（图3）彻底放松，保持10分钟或更长时间。

◎ 犁式凳可以支撑大腿上端，也可以支撑大腿下端和膝部。前者有利于下背部的延展，后者则使下背部和腹部器官变得更加柔软。

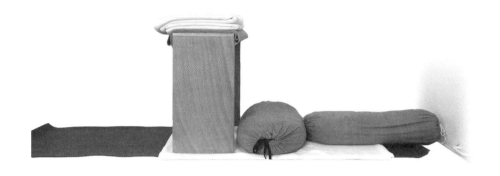

图1　准备疗愈性犁式

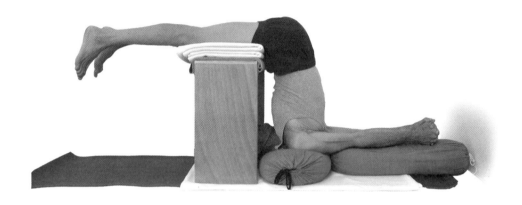

图2　犁式凳上的半犁式，双肩向后拉，向内收

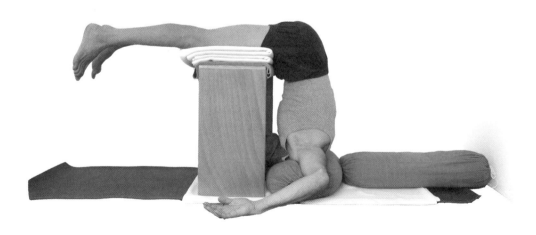

图3　犁式凳上的半犁式

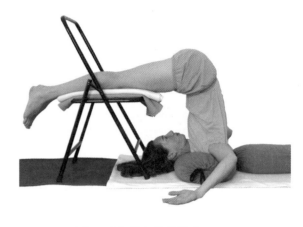

图4　瑜伽椅上的半犁式

如图 4 所示是对双膝的支撑。也可以选用瑜伽椅替代犁式凳。根据需要，可将 1 条瑜伽毯（或者 1 个瑜伽抱枕）放在椅座上作为缓冲，或者调整高度。

也可以如图 5 所示，将 1 张防滑瑜伽垫卷起来放在大腿根处，以在此区域创造更大的空间。

如果能双腿交盘进入莲花式，则可以如图 6 所示，将莲花式的双腿放在犁式凳上。此体式能更多地拉伸背部，为下腹部器官创造更大的空间。

如果所使用的瑜伽椅有低横档，头部可能无法放到瑜伽椅下方。此时可采用 2 把瑜伽椅呈一个锐角并排摆放的方式，将头部放到它们之间。（图 7，图 8）

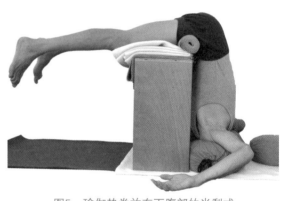

图5　瑜伽垫卷放在下腹部的半犁式

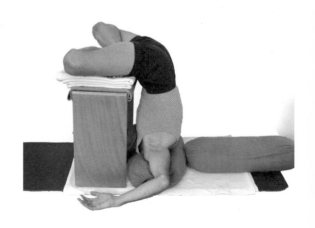

图6　双腿呈莲花式的半犁式

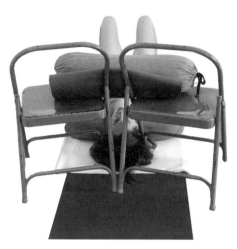

图7　为半犁式准备2把瑜伽椅

☼ 呼气时深深地放松。呼气时，气体依次经过双眼、双耳、两侧脸颊、舌头……

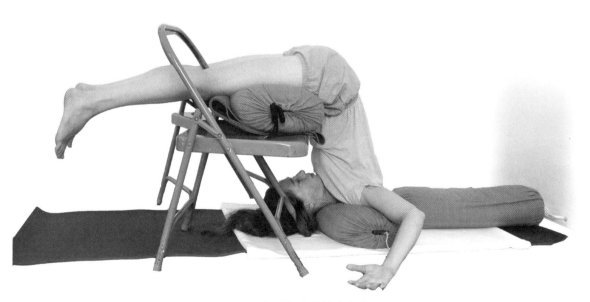

图8　2把瑜伽椅上的半犁式

变体6

疗愈性膝碰耳犁式：支撑双膝

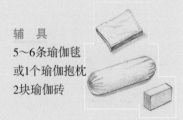

辅　具
5～6条瑜伽毯
或1个瑜伽抱枕
2块瑜伽砖

功效　瑜伽砖和平台等高或者略高于平台，双膝放在瑜伽砖上，接触双耳，正如体式的名字——膝碰耳犁式（*Karṇapīḍāsana*）建议的那样。这样做会很放松！

在地面上做膝碰耳犁式时，双膝可以落到地面，靠着双耳。但是在艾扬格瑜伽中为了保护颈部，我们在平台上做肩倒立式，接着进入膝碰耳犁式时，双膝通常会悬空，除非体式走形，强行使双膝落到地面。瑜伽砖可以填充双膝和地面之间的间隙。

膝碰耳犁式通常作为肩倒立式循环的一部分来完成，需要事先准备2块瑜伽砖，放在瑜伽垫两侧，靠近平台。

→先进入犁式，然后屈双腿进入膝碰耳犁式。

＞双臂向后伸展，十指交扣，将双肩向后拉。

＞再将双臂收回到头部两侧。将事先准备好的瑜伽砖放到头部两侧，双膝落于砖上。在体式中保持1～2分钟。（图1）

◎ 如果你只是做犁式和膝碰耳犁式，而不做肩倒立式，则可以用1个瑜伽抱枕支撑双肩，不必使用肩倒立式平台。

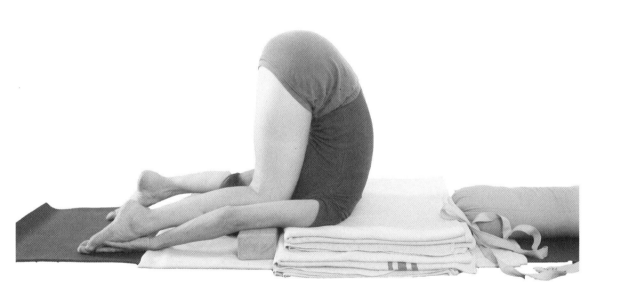

图1 双膝落于瑜伽砖上的膝碰耳犁式

桥式肩倒立式

（*Setu Bandha Sarvāṅgāsana*）

从某种意义上来说，桥式肩倒立式并不是真正的倒立体式，但它是肩倒立式循环的一部分，因此我们在这里介绍它。它是一个独特的体式，结合了胸部区域的后弯和头颈部区域的前屈。后弯将胸腔打开，为身体注入能量，却没有使大脑过度活跃甚至过热。头颈部向胸部前屈形成收颌收束，带来宁静、谦卑，引导我们回归内心。桥式肩倒立式可为进入挺尸式（*Śavāsana*）做好准备。

在肩倒立式循环中，背部后弯、双脚下落进入桥式肩倒立式，从而可以上提胸椎，打开胸腔，拉伸颈椎。如果在肩倒立式中颈部受到挤压，正好得以放松。从肩倒立式直接进入桥式肩倒立式对很多练习者来说都是一种挑战。我们可以借助辅具来完成，享受其中的乐趣，获得其中的益处。

变体1

内收骶骨：利用瑜伽砖

辅　具
1～2块瑜伽砖
墙面
1根瑜伽带（可选）

功效　将骶骨放在瑜伽砖上，可将其收入骨盆。瑜伽砖和墙面的支撑使体式费力较少，可以比较轻松地在体式中保持数分钟，享受它的特殊功效。在大腿上捆绑瑜伽带，可使双腿进一步放松。

→将瑜伽垫与墙面垂直铺好。准备1块瑜伽砖放在瑜伽垫旁边，另1块靠墙放置在瑜伽垫上。

◎ 靠墙放置的瑜伽砖是用来支撑脚跟的，可以不用。但是很多人发现这块瑜伽砖很有用，没有它体式会变得难以完成。这块瑜伽砖可以如图1所示以中间高度放置，或者立起来以最高高度放置。

〉仰卧，双脚蹬墙，上身与墙面保持适当距离，在大腿上端用1根瑜伽带将两大腿绑在一起，拉紧。（瑜伽带图中未示出）

☼ 仰卧，双脚蹬墙，双腿与地面成30°，估计一下此时骨盆到墙面的距离。（图1）

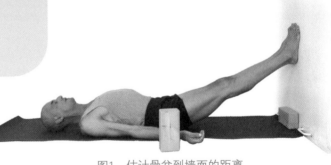

图1　估计骨盆到墙面的距离

〉屈双膝，抬起骨盆，如做四腿拱桥式（*Catuṣpādāsana*）那样，小腿与地面垂直。将瑜伽砖放到骶骨下端，骶尾区域。（图2）

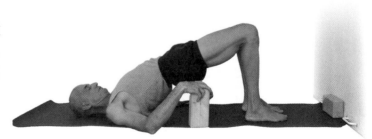

图2　放入瑜伽砖（纵向）

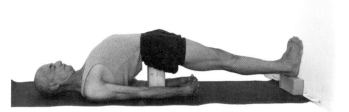

图3 桥式肩倒立式，瑜伽砖支撑骶骨和脚跟

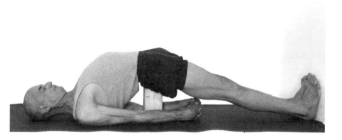

图4 桥式肩倒立式，瑜伽砖支撑骶骨

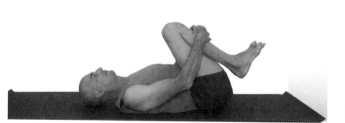

图5 在双腿祛风式中放松下背部

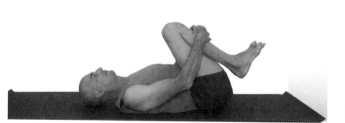

图6 在瑜伽砖支撑前额的脸朝下
吉祥式中放松下背部

〉 将骨盆落在瑜伽砖上，双腿依次向墙面伸展，脚跟落于靠墙的瑜伽砖上。双脚蹬墙，跟骨下压瑜伽砖（图3），或者压向地面（图4）。大腿前侧压向地面。

〉 十指在身后交扣，将双肩向墙的方向拉，胸部向上提起。

☼ 如果可能，放下双腿并使大腿前侧向后（向着地面），这将上提并打开胸腔。

☼ 瑜伽砖支撑骶骨而不是背部，背部肌肉参与上提后侧肋骨来打开胸腔。

☼ 深呼吸，进一步打开胸腔上端。

〉 双肩调整好后双手可以松开。保持体式5～7分钟，然后屈膝，双脚落地，抬起骨盆，将瑜伽砖拿开，背部落到地面，在双腿祛风式（*Dwi Pāda Supta Pavana Muktāsana*）中保持一会儿。（图5）

〉 建议进入瑜伽砖支撑前额的脸朝下吉祥式（*Adho Mukha Svastikāsana*）保持一会儿，以放松下背部。（图6）

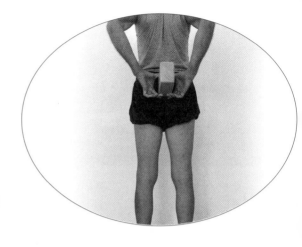

图7　瑜伽砖纵向放置

如何放置瑜伽砖?

　　瑜伽砖可以如图7所示纵向放在骶骨处,或者如图8和图9所示横向放置。注意纵向放置时不要放到腰部,可以向尾骨延展。

☼ 瑜伽砖两种放置方法的对比:纵向放置在骶骨和尾骨处使动作更清晰;而横向放置则更舒缓,费力更少。

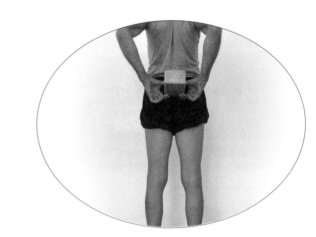

图8　瑜伽砖横向放置

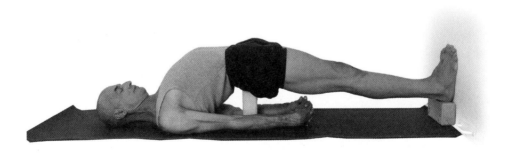

图9　瑜伽砖横向放置的桥式肩倒立式

用更高的支撑

用更高的支撑抬起骶骨可以进一步打开胸腔。1块标准的瑜伽砖可满足大部分人的要求，高级练习者可以用2块瑜伽砖将骶骨更高地抬起。

> 将2块瑜伽砖按图10或图11所示叠放。

图11所示方式支撑面更宽，但保持瑜伽砖的平衡难度更大一些。

☼ 确保双肩落到地面上，这直接影响到体式的放松效果。如果必要，可将折叠的瑜伽毯铺在双肩和头部下方。

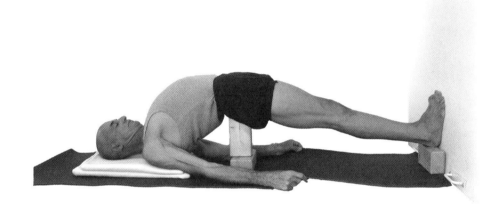

图10　2块瑜伽砖支撑，最高高度的在上，最低高度的在下

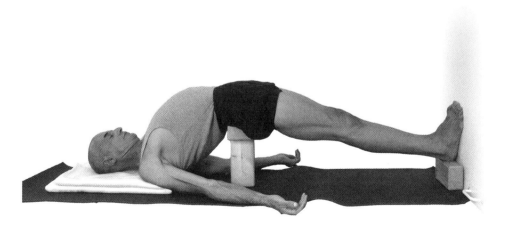

图11　2块瑜伽砖支撑，最低高度的在上，最高高度的在下

变体2

更宽的支撑: 骨盆放在2块瑜伽砖上

辅 具
2~3块瑜伽砖
墙面
1根瑜伽带

功效　支撑更宽，上提骨盆两侧而不是中间，使体式更舒缓，腹部器官变得柔软，向下背部沉降，下腹部沉到骨盆区域。

此变体和变体1类似。变体1是用1块瑜伽砖支撑骶骨，此变体则是用2块瑜伽砖分别支撑骶骨两侧。

> 将2块瑜伽砖放在瑜伽垫旁。可另外再准备1块瑜伽砖靠墙放置，用来支撑双脚。

> 离墙适当距离仰卧，大腿上端捆绑1根瑜伽带。

> 屈膝，抬起骨盆，小腿与地面垂直，像做四腿拱桥式（*Catuṣpādāsana*）那样，将瑜伽砖插到骶骨两侧（骶髂关节处）。

> 如变体1所示进入体式。（图1）

☼ 瑜伽砖可以在骶骨两侧平行放置（图2）、或者呈三角形放置，瑜伽砖相近一端支撑骶尾联合部（图3）。试验几次，找到一种最适合自己的方式。

☼ 瑜伽砖支撑髋部，好像在下腹部区域形成一个摇篮。肚脐区域柔软，向下背部沉降，并向上移向胸部。

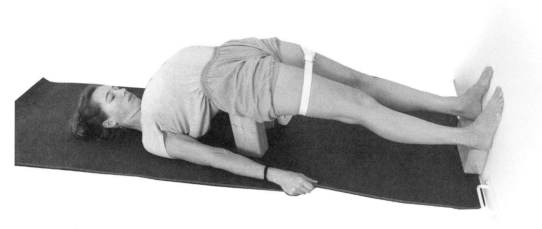

图1　更宽支撑的桥式肩倒立式

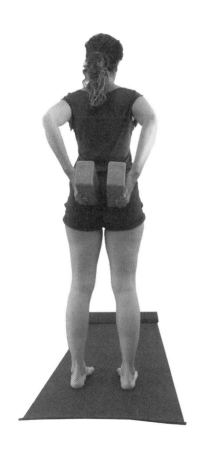

图2　2块瑜伽砖平行放置

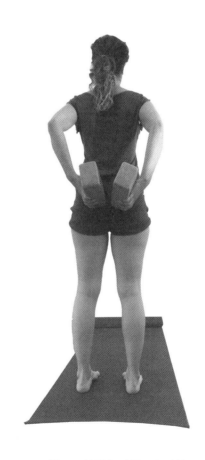

图3　2块瑜伽砖呈三角形放置

倒立体式
桥式肩倒立式　　187

变体3

打开胸腔：搭档拉肩胛骨

辅 具
1根瑜伽带
或1根瑜伽绳
2块瑜伽砖
1位搭档
1条瑜伽毯（可选）

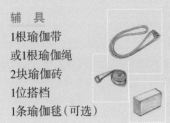

功效 拉肩胛骨可以更多地打开胸腔和肺部上端，从而可以充分呼吸。搭档加在双肩上的压力有助于双肩顶端落到地面。练习者可以感觉到愉悦、放松。

此变体是前两个变体的延续。当搭档拉肩胛骨时可以进一步打开胸腔。

给练习者的指导：

→用一块瑜伽砖支撑骶骨进入桥式肩倒立式。仰卧前，将瑜伽绳放到肩胛骨下的垫面上。

给搭档的指导：

→分开瑜伽绳的两股，分别放在练习者的肩胛骨下端和上端。

〉 双脚温和地抵住练习者的双肩。

◎ 用你的足弓包住练习者
肩部的圆凸处。

〉 双脚抵住练习者双肩，同时将瑜伽绳向斜上方拉。

〉 保持对瑜伽绳的拉力，提起练习者的胸部。（图1）

☼ 搭档：如果练习者感觉颈部后侧拉
  伸太强，可将一条瑜伽毯放在其双
  肩下，但不要放在头下。其作用就
  像肩倒立式的薄平台。

☼ 练习者：当搭档拉瑜伽绳时，配合
  深沉缓慢的呼吸来打开胸腔。观察
  肺部上端多大程度参与到呼吸中。

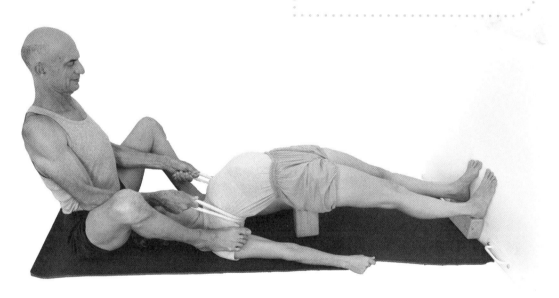

图1　搭档拉肩胛骨的桥式肩倒立式

变体4

从肩倒立式中后弯: 利用墙面

辅　具
5~6条瑜伽毯
1根瑜伽带
墙面

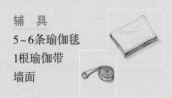

功效　很多人都害怕从肩倒立式直接弓背后弯进入桥式肩倒立式, 因为这需要落向看不见的后侧。利用墙面有助于克服这种恐惧。它还能限制弓背的幅度。随着练习者对动作的熟悉和信心的增加, 离墙可适当远一些。

如果胸部区域灵活性不足, 在最终体式时手腕会承受很大压力, 甚至会感觉疼痛。用脚蹬墙可体会双腿对上提和打开胸腔的作用。双脚抬高, 可减少手腕的压力, 也可以更好地上提胸腔。

此变体可作为肩倒立式循环的组成部分。(肩倒立式平台的准备, 请参见支撑肩倒立式变体1。)

→手杖式坐立于平台上, 双脚抵墙, 找到平台和墙面之间合适的距离。(图1)

◎ 平台的头部一侧(圆边)远离墙面。

平台离墙越远, 所需弓背的幅度越大。从较短的距离开始练习, 然后逐渐加大, 直到最终你能将双脚落在地面上, 或者靠墙放置的瑜伽抱枕上。

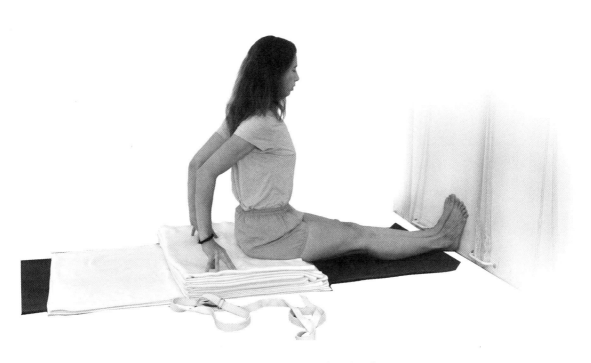

图1　测量平台和墙面的距离

从肩倒立式弓背

→ 进入支撑肩倒立式，保持几分钟。

〉双手向外转，手指由指向脊柱转为指向臀部。（图2）。双手尽可能接近肩胛骨。

〉弓背，左腿下落，直到左脚抵墙。右腿垂直向上伸。（图3）这是单腿桥式肩倒立式（*Eka Pāda Setu Bandha Sarvāṅgāsana*）（《瑜伽之光》，图260）。

〉换另一侧，右腿下落，右脚抵墙，左腿抬起，垂直向上伸。

〉可以在这里重复几次。最后将双腿同时下落，双脚抵墙。

〉双脚蹬墙，使胸部更接近下巴。（图4）

〉在桥式肩倒立式中保持1～3分钟，然后返回到支撑肩倒立式，接着依次进入犁式、膝碰耳犁式以及肩倒立式循环的其他变体。

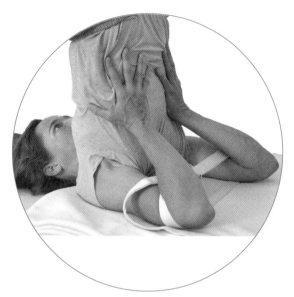

图2　转动双手

☼ 双脚蹬墙时，双肩不要滑离平台，只是将胸部移向头的方向。如果双肩打滑，可在其下垫上一小块防滑瑜伽垫。

☼ 双脚蹬墙，胸部移向头部，锁骨窝找下巴。（即收颌收束）

☼ 如果感觉太难，可将双腿分开一点。随着练习，双腿逐渐靠近，最终并拢。

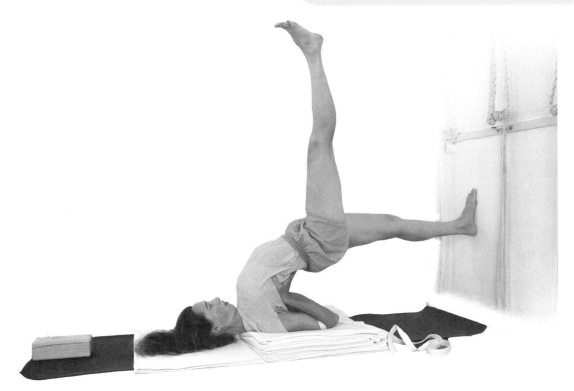

图3　单脚抵墙的单腿桥式肩倒立式

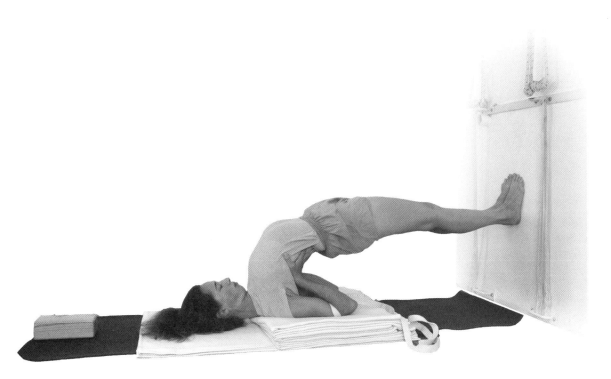

图4　双脚抵墙的桥式肩倒立式

变体5

激活双腿和双臂: 拉瑜伽带

辅 具
1~2根瑜伽带
1块瑜伽砖（可选）

功效　双手拉瑜伽带有助于激活双腿和双臂。也有助于双肩向双腿方向移动，激活背部肌肉并使胸腔上提。

这是一个积极的变体，双手将套在双脚上的瑜伽带向头的方向拉。

→准备好1根瑜伽带，做成环状，放在身旁。坐在瑜伽垫上，将瑜伽带的一股搭在脚背上。（图1）

〉将瑜伽带的远端拿起来，越过双脚上的那股瑜伽带，拉到两小腿之间，套住双脚。（图2）

〉仰卧，屈膝，双手握住瑜伽带距离双脚约40厘米处。

〉拉紧瑜伽带，双腿向前伸展，尽可能抬高骨盆。

〉利用双腿与瑜伽带的拮抗上提胸腔。

〉双肩向脚跟方向移动，双肩外侧压地。胸骨向上、向头的方向移动。（图3）

〉保持体式，深长缓慢地呼吸。

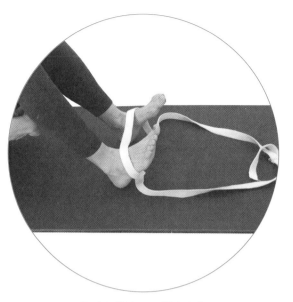

图1 将瑜伽带的一股搭在脚背上

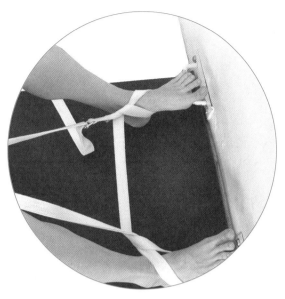

图2 瑜伽带套住双脚

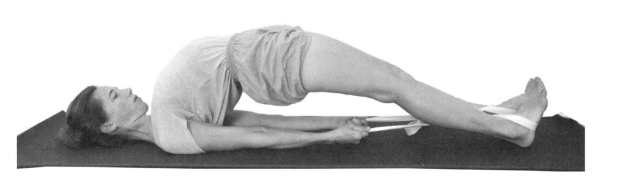

图3 拉瑜伽带的桥式肩倒立式

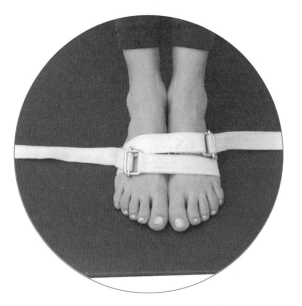

也可以选择用2根瑜伽带做此变体。两脚各有一个环扣，分别朝向该脚的外侧。

→双脚套上2根瑜伽带，拉紧。自由端分别在两脚外侧。（图4）

图4　双脚上套上2根瑜伽带

〉仰卧，屈膝，握住瑜伽带。（图5）

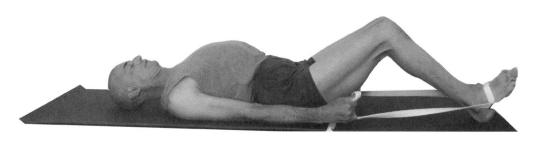

图5　准备积极的桥式肩倒立式

〉双腿伸直，抬起骨盆。双肩向后移动，肩胛骨、胸骨上提，打开胸腔。（图6）

图6　拉2根瑜伽带的积极的桥式肩倒立式

> 借助瑜伽砖的支撑，可在倒箭式中使用此法。（图7）

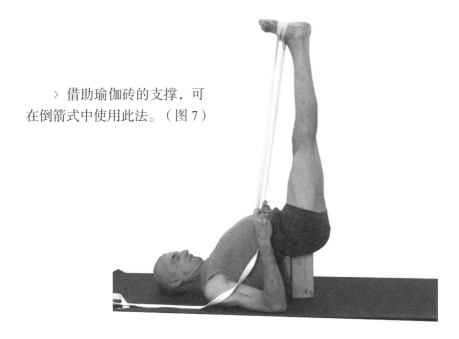

图7　拉瑜伽带的瑜伽砖支撑的倒箭式

> 在瑜伽砖支撑骶骨的桥式肩倒立式变体中可以用此方法进一步打开胸腔。（图8）

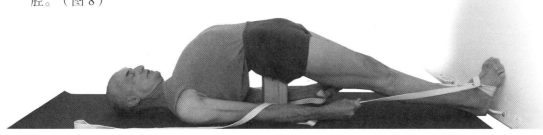

图8　瑜伽砖支撑的桥式肩倒立式

接下来的三个变体非常放松，它们在被动的、肌肉没有被激活的情况下打开胸腔，有助于降低血压，使头脑安静、平和。艾扬格大师在《瑜伽之光》中就此体式的功效写道：

> "健康而灵活的脊柱意味着健康的神经系统。如果神经系统健康，人们的身心就会健康。"

这些变体很适合女性在经期时作为肩倒立式的替代练习。在经期练习时，可将双脚抬起到与骨盆同高，确保腹部的绝对松软。

变体6
疗愈性桥式肩倒立式：骨盆、背部有支撑

辅具
4～5块泡沫瑜伽砖
或倒箭式箱
1～3个瑜伽抱枕
1根瑜伽带
墙面
1～2条瑜伽毯
另一根瑜伽带（可选）

功效 这是一种非常放松的桥式肩倒立式变体。骨盆和背部得到很宽、很柔软的支撑，使体式变得很舒缓，具有疗愈作用。

在这个疗愈性变体中，骨盆落在一摞泡沫瑜伽砖上。也可以用任何类似的支撑物支撑。倒箭式箱就是专为此设计的，如果你有就用上它。

→将4～5块泡沫瑜伽砖摞起来，离墙适当距离放置。如果担心瑜伽砖的支撑不稳，可用瑜伽带把它们捆起来。（图中未示出）

〉将1个瑜伽抱枕横向斜靠在瑜伽砖头部一侧放好。

〉将另一个瑜伽抱枕横向靠墙放置，用来支撑脚跟。也可以把脚跟直接落在地面上。

〉坐在泡沫瑜伽砖上，拉紧大腿上端的瑜伽带。

〉背部后弯，落到瑜伽抱枕上，双肩、颈部和头部后侧落在地面上。如果双肩难以落地，可如图1所示用1～2条折叠的瑜伽毯支撑。

〉双腿伸展，双脚抵墙，落在瑜伽抱枕上。

〉双肩向后，朝着墙的方向转动，使双肩外侧压地。（图1）

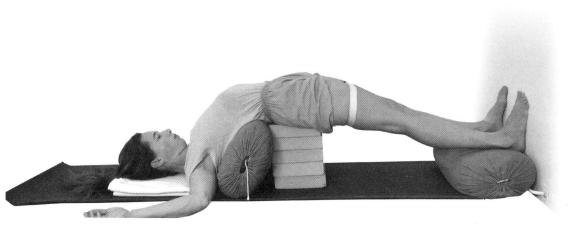

图1　用泡沫瑜伽砖和2个瑜伽抱枕支撑的桥式肩倒立式

☼ 个子高的练习者可再加一个瑜伽抱枕
（图2），或者在第一个抱枕前再放上
几条折叠的瑜伽毯。也可以将双腿分
开，用瑜伽带套住双脚。（图2）

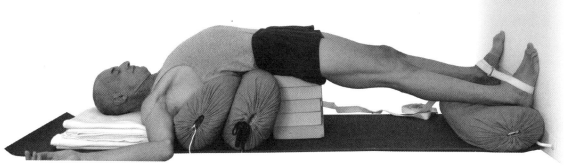

图2　用泡沫瑜伽砖和2个瑜伽抱枕支撑的桥式肩倒立式

变体7

疗愈性桥式肩倒立式：纵向放置的瑜伽抱枕支撑背部

辅 具
1个瑜伽抱枕
1块瑜伽砖
1根瑜伽带
墙面
1条瑜伽毯

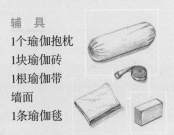

功效 纵向放置的瑜伽抱枕可以支撑整个背部，使此变体非常放松。上背部后弯，将呼吸自动引向胸部上端。初学者可以在此变体中学习调息的基本方法。

此变体比前一个更温和，所需辅具更少，适合初学者以及上背部活动受限者练习。当要在体式中更放松、保持更长时间时可以选择此变体。它还可为调息做好准备。

→将瑜伽垫纵向靠墙铺好。在瑜伽垫中间纵向铺放1条折叠的瑜伽毯，将瑜伽抱枕纵向放在其上。

〉将1块瑜伽砖靠墙放置，用于支撑双脚。

〉仰卧，双肩落在瑜伽抱枕上，拉紧大腿上端的瑜伽带。

〉屈双腿，双脚落地。

〉双脚下压，身体向上滑动，双肩顶端、颈部和头部后侧落在垫面上。（图1）

〉双腿伸直，双脚抵墙，脚跟放在瑜伽砖上。（图2）

〉双肩向后转，打开胸腔。保持体式，缓慢、深长地呼吸。

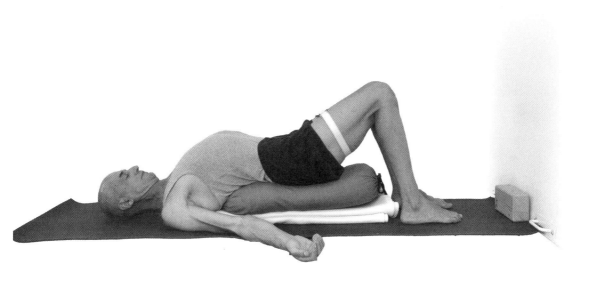

图1　屈膝，准备进入瑜伽抱枕上的桥式肩倒立式

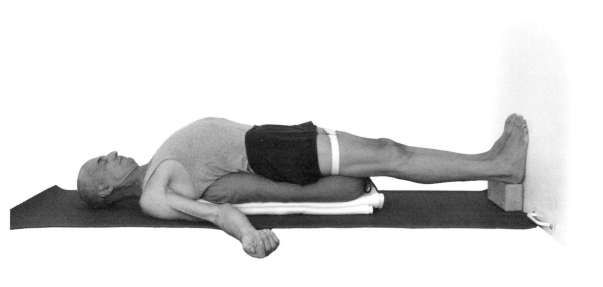

图2　纵向放置的瑜伽抱枕上的桥式肩倒立式

〉 也可以将双腿分开。

〉 将瑜伽毯卷起来支撑颈部，能更好地放松颈部和喉咙。（图3）

◎ 抱枕尽可能远离墙，只要双肩能落到垫面上即可。如果抱枕离墙太近，胸腔就不能被充分上提和打开。

◎ 双脚和双肘支撑抬起身体，可调整抱枕的位置。（图4）

☼ 身体向头的一侧滑动进入体式，可以建立上背部的自然曲度。

☼ 双肩落到垫面后，双肩前侧和外侧的皮肤向地面方向沉降。重要的是双肩要很好地落于垫面，胸腔上提。

☼ 如果调整抱枕位置之后，双肩依然不能落于垫面，可用折叠的瑜伽毯支撑双肩。

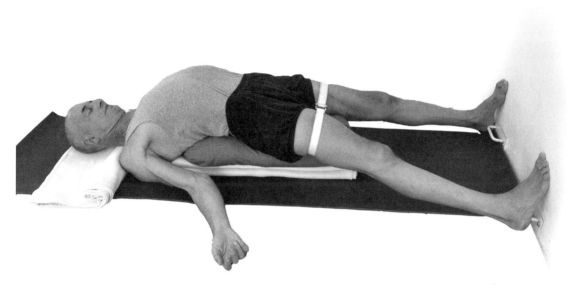

图3　桥式肩倒立式，双腿分开

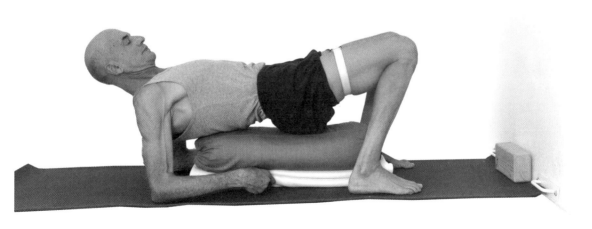

图4　在桥式肩倒立式中调整瑜伽抱枕的位置

变体8

疗愈性桥式肩倒立式：多个瑜伽抱枕支撑

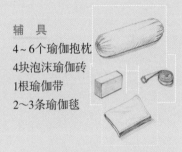

辅 具
4~6个瑜伽抱枕
4块泡沫瑜伽砖
1根瑜伽带
2~3条瑜伽毯

功效 这是一个令人非常愉快的变体！又软又宽的支撑使背部肌肉变得柔软、舒展。可用此变体进行深度放松。

→准备三对瑜伽抱枕，每对上下摞到一起。将其横向放置。（图1）

〉 调整瑜伽抱枕的位置，使最上面一对支撑背部，中间一对支撑骨盆，靠墙一对支撑双脚。

◎ 第三对支撑双脚的瑜伽抱枕，可以换用泡沫瑜伽砖等其他支撑物。

〉 如果需要，可以准备1～3条折叠的瑜伽毯放在最上面一对瑜伽抱枕前，用来支撑双肩和头部。

〉 坐在中间一对瑜伽抱枕上，背对最上面一对瑜伽抱枕。

〉 双膝弯曲，双脚撑地，仰卧，身体向后滑动，直到双肩落到垫面上，或者折叠的瑜伽毯上。

〉 双腿伸展，双脚落在第三对抱枕上。在两大脚趾上套一根瑜伽带，将其绷紧，脚跟向两侧展开，大脚趾向内稍微倾斜，脚跟分开一点。（图2）

〉 保持体式，柔和、顺畅地呼吸。

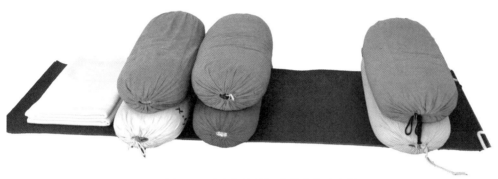

图1　三对瑜伽抱枕组成的宽的软支撑

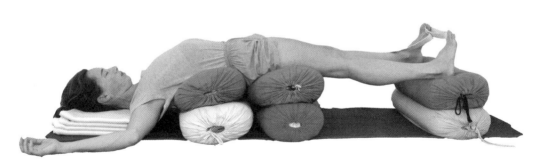

图2　宽的软支撑的桥式肩倒立式

孔雀起舞式

（*Pīnchā Mayūrāsana*）

孔雀起舞式（《瑜伽之光》，图357）比头倒立式更高级，也更具挑战性。对双肩的力量及活动性要求更高，还需要更好的平衡能力。正如其名字的寓意那样，此体式可发展平衡性，增强信心，使体式更加轻盈。尽管它比头倒立式的难度更大，但它可以作为头倒立式的准备体式。事实上，只有在对孔雀起舞式有所掌控后，练习者才可以尝试在头倒立式中保持10分钟或更长时间。因为这两个体式都需要用小臂下压的力上提双肩，激活大臂和背部肌肉，从而保持肩胛骨内收和胸腔打开。这些动作将身体的重量转移到双臂骨骼上。因为在孔雀起舞式中头部是悬空的，从中学习这些动作有助于在头倒立式中保护颈部。

变体1

准备：双肩和双臂

辅 具
墙面
1块瑜伽砖
1根瑜伽带

功效 准备动作可创造肩胛带的灵活性，体会在孔雀起舞式中双臂的作用。

这里给出了双手的三种放置方法。它们和在地面上做孔雀起舞式完全一样。

小臂放到墙上

→面朝墙面站立，离墙约60厘米。

〉双手掌推1块瑜伽砖。身体前倾，将小臂放到墙面上；双肘高于双肩，与肩同宽。

◎ 双臂应该相互平行。如果肘部容易向两侧滑动，可在双肘上套一根与肩同宽的瑜伽带。

〉小臂推墙，胸部远离墙面，以此伸展腋窝。

〉大臂和肩胛骨连接，肩胛骨内收。

〉上背部内凹，前额找墙面。保持头在两大臂之间。（图1）

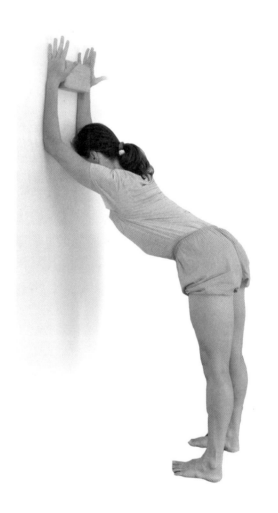

图1　孔雀起舞式准备第一步，手掌夹砖

〉 保持 1 分钟左右，头部离墙少许，双手外转，手背接触墙面。双手外侧（小手指一侧）夹砖。

〉 双肘外侧压墙。试着将大拇指指甲接触墙面。双臂内侧从双肘内侧开始向腋窝伸展。

〉 肱骨和双肩连接，背部内凹，前额找墙面。（图 2）

〉 保持双肘外侧下压墙面，双手内转，掌心推墙。双手内侧（大拇指一侧）可夹砖。（图中未示出）

〉 躯干远离墙面，背部内凹。（图 3）

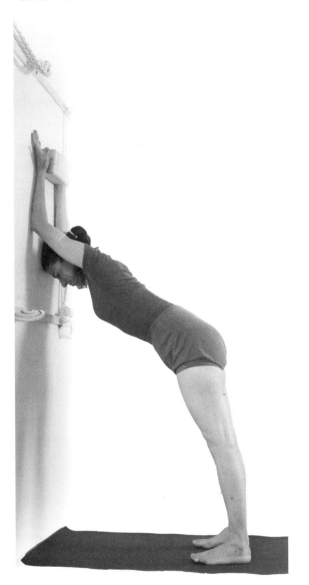

图2　孔雀起舞式准备第一步，手背触墙

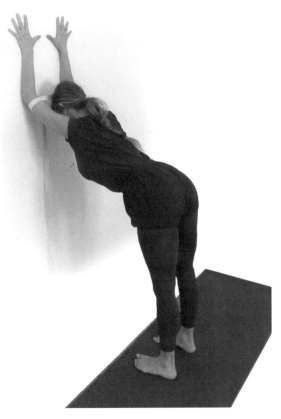

图3　孔雀起舞式准备第一步，掌心推墙

双肘着地，小臂抵墙

→ 面朝墙面跪立。双手外侧
（小手指一侧）夹砖。

〉 双肘落地，抵靠墙根。两小
臂同时均等地向前移动，直到手背
和瑜伽砖都接触墙面。（图4）

〉 双腿伸直，双脚向前挪动。
肩胛骨内收，远离墙面，背部内凹。

〉 保持背部内凹，骨盆上提，
双脚继续向前挪动，尽可能靠近墙
面。

〉 用双肘外侧下压的力将胸腔
上提，大腿前侧发力将骨盆上提。
使瑜伽砖将肩胛骨后推。（图5）

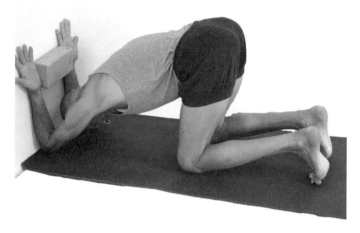

图4　孔雀起舞式准备第二步，双肘落地，抵靠墙根

◎ 双肘应该位于双肩正下方。如
果肘部容易向两侧滑动，可在
双肘上套一根与肩同宽的瑜伽
带。

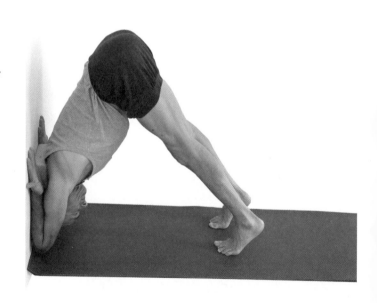

图5　孔雀起舞式准备第二步，双脚向前挪动，尽可能接近墙面

此变体也称为半孔雀起舞式（*Ardha Pīncha Mayūrāsana*，参见《艾扬格瑜伽教程》）。

→ 双肘靠大臂侧套一根与肩同宽的瑜伽带。

〉双小臂、双手落地，双手夹砖。

☼ 双手有多种放置方法。手背向下（图6），有助于肱二头肌外旋、肘部外侧下压。掌心向下（图7），或双手外侧放在地上（头倒立式中双手的放置方法）。这些方法都尝试一下，观察它们的效果有什么不同。

图6　孔雀起舞式准备第三步，手背向下

〉双膝抬起，脚跟上提，脚趾支撑地面。

〉用小臂和双手下压的力将身体其他部位向后、向上移动。大腿前侧向后推，使脊柱向后伸展。

〉双脚向前挪动的同时将肩胛骨内收，使背部尽可能内凹。（图6）

〉保持着臀部的上提，脚跟落地。（图7）

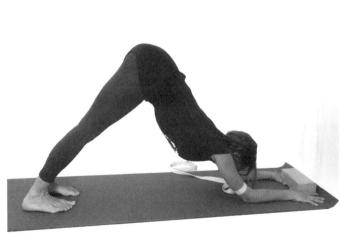

图7　孔雀起舞式准备第三步，掌心向下，脚跟落地

变体2

支撑根基：利用瑜伽砖和瑜伽带

辅　具
1～2块瑜伽砖
1根瑜伽带
墙面

功效　双肘套瑜伽带，双手夹瑜伽砖，可以稳定小臂和双肘，有助于它们的接地。

接着变体1准备第三步。瑜伽带和瑜伽砖用来稳定双肘、双小臂和双手。墙面的支撑有助于在体式中保持平衡。

稳定的根基对孔雀起舞式来说至关重要。在体式中，双肘往往会分开过大，双手则容易向内滑动。这会削弱体式的根基，导致双肩向下掉。

如前所述，双手有几种放置方法。首先介绍标准的放置方法，身体呈俯卧状，双手掌心向下，如最终体式那样压地，用瑜伽砖创造大拇指和食指之间的空间。

→ 准备1~2块瑜伽砖靠墙放置。靠近墙面跪立。双肘靠大臂一侧套一根与肩同宽的瑜伽带。

◎ 如果你的双肩比一块瑜伽砖宽，可以如图1所示摆放2块瑜伽砖。

〉小臂落地，掌心向下，分别放在瑜伽砖两侧。

〉大拇指和食指卡紧瑜伽砖相邻的两边，将其大大地分开。

〉确保两小臂相互平行，与肩同宽。

〉小臂下压，双肘绷紧瑜伽带。肩胛带上提，身体远离墙面。

〉双膝伸直，双脚向前挪动，上背部保持远离墙面。

〉一条腿弯曲，蹬地，纵身跳起，另一条腿向上摆，找墙面，后腿随之抬起，双腿并拢。双脚跟靠墙。

◎ 跳起时，一条腿向上摆，后腿伸直，作为杠杆。

〉小臂整个压实地面，双腿向上伸展，脚跟沿着墙面向上滑动。（图2）

〉在体式中保持30～60秒。然后双腿依次落下来，进入俯英雄式（*Adho Mukha Vīrāsana*），或者双腿并拢的站立前屈式（*Uttānāsana*）。

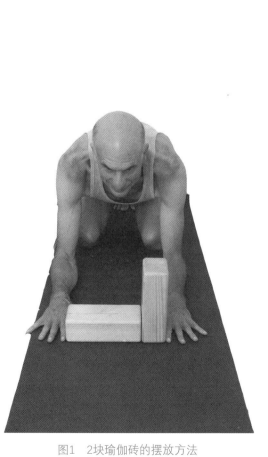

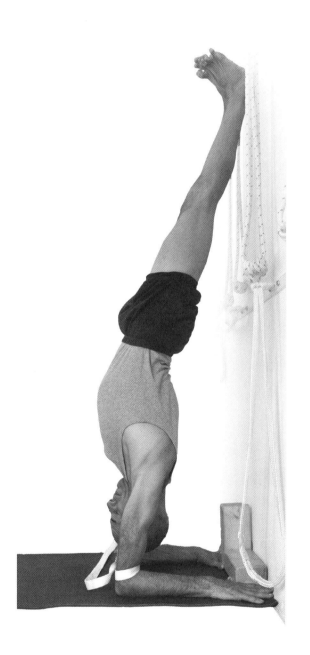

图1　2块瑜伽砖的摆放方法　　　　　　　　图2　利用瑜伽带和瑜伽砖进入孔雀起舞式

一旦建立了信心，就可以学习离开墙面独立保持平衡。

→一条腿离开墙面，向上伸展。

〉换另一条腿，重复。

〉双腿依次离开墙面，保持平衡。（图3）。双腿持续向上伸展，双肩不要往下掉，肋骨不要向前凸。

☼ 大臂连接肩胛骨，肩胛骨连接脊柱。利用双腿将脊柱向上拉伸。

☼ 肩胛骨和尾骨向远离墙面的方向移动，浮肋、假肋和腰椎向接近墙面的方向移动。

☼ 双脚抵墙时让头部完全悬空，同时视线水平向前看。头顶、胸部中线、会阴和两脚踝接触点保持在一条直线上，与地面垂直。

☼ 双脚离墙时，眼睛看着地面更容易保持平衡。颈椎伸展，抬头向下看。肩胛骨内收，保持胸部中线、会阴和两脚踝接触点的垂直对位，从而保持平衡。

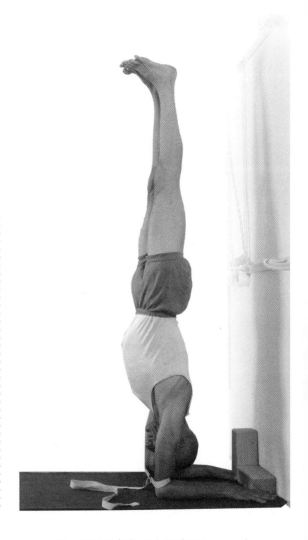

图3　在孔雀起舞式中保持平衡

还有很多运用瑜伽砖的练习方式，可获得不同的效果。这里介绍其中三种。

双掌推瑜伽砖（双手的形态和头倒立式中的一样）

双掌推瑜伽砖，小臂外侧（尺骨）压地，可以加强手臂的力量，为头倒立式做准备。

→双掌夹1块瑜伽砖。双掌外侧压地，掌心推砖。（图4）

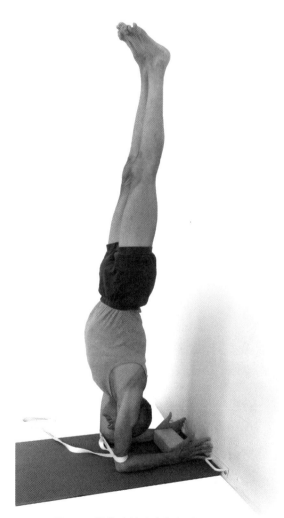

图4　双掌推砖的孔雀起舞式

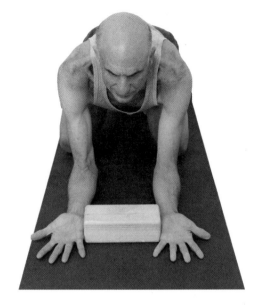

图5　双手向外翻转

掌心向上，瑜伽砖在两手腕外侧之间

双手向外翻转有助于肱二头肌外旋以及双肘外侧下压。这些动作对孔雀起舞式都很重要。

→瑜伽砖放在两手腕外侧（小拇指一侧）之间。

〉手腕外侧和小拇指抵靠瑜伽砖，手指大大张开。（图5）

〉如果肘部容易滑开变宽，则套一根与肩同宽的瑜伽带。（图6）

〉进入体式。

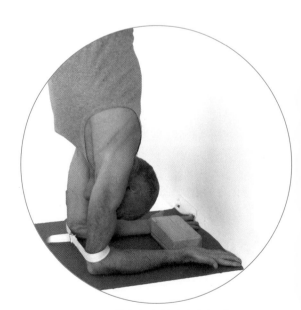

图6　掌心向上的孔雀起舞式

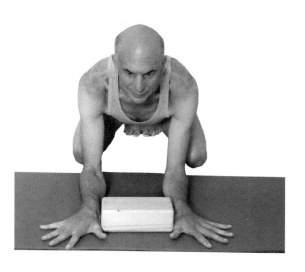

图7　双手下压，外转

掌心向下，瑜伽砖在两手腕内侧之间

在孔雀起舞式中要获得稳定，双肘外侧、双手腕内侧应该下压。在此变体中可以学习这些动作。双手向外转动一点可以激活大臂，防止双肘向外滑动。

　→ 瑜伽砖放在两手腕内侧（大拇指一侧）之间。

　〉 手腕内侧和大拇指抵靠瑜伽砖，手指大大张开。（图7）

　〉 如果在体式中双肘容易滑开变宽，则套一根与肩同宽的瑜伽带。（图8）

　〉 进入体式。

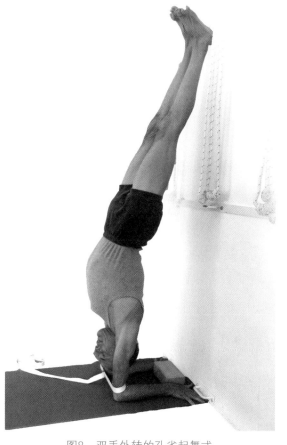

图8　双手外转的孔雀起舞式

变体3

内收尾骨：双脚蹬墙面

辅　具
1~2块瑜伽砖
1根瑜伽带
墙面

功效　双脚蹬墙面有助于臀部上提，尾骨内收。

→如前所述准备瑜伽砖和瑜伽带。瑜伽砖离墙面约30厘米放置。

〉向上进入体式，屈膝，双脚蹬墙面。（图1）

〉双脚持续蹬墙面来上提臀部，内收尾骨。（图2）

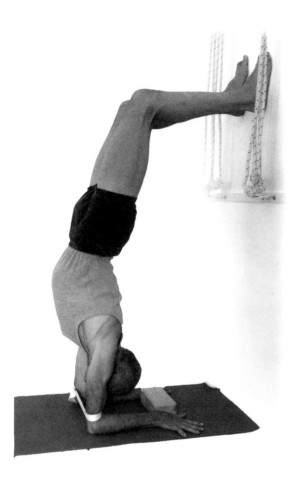

图1 双脚蹬墙面

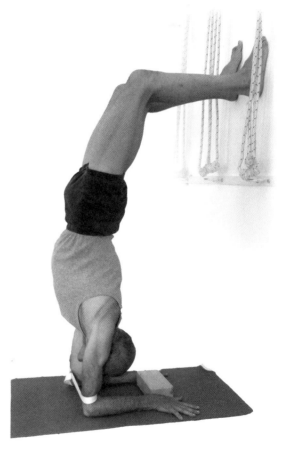

图2 尾骨内收

变体4

转移重量到双手: 支撑双肘

辅 具
1块瑜伽砖
1根瑜伽带
墙面
1张防滑瑜伽垫

功效 支撑双肘可以将重量向双手转移,从而为体式创造更好的根基。

这个体式的挑战之一就是将身体的重量从双肘向双手掌根转移。也就是说,整个身体的重量要分配到整个小臂上。用支撑物抬高双肘,可将重量向双手转移,使体式的根基更结实。

→准备一张防滑瑜伽垫,将其四折后再三折,做成一个窄条。然后把此窄条横放在瑜伽垫上,离墙一个小臂的长度。

› 如前所述准备瑜伽带和瑜伽砖。

› 双肘放在准备好的窄条上,然后向上进入孔雀起舞式。(图1)

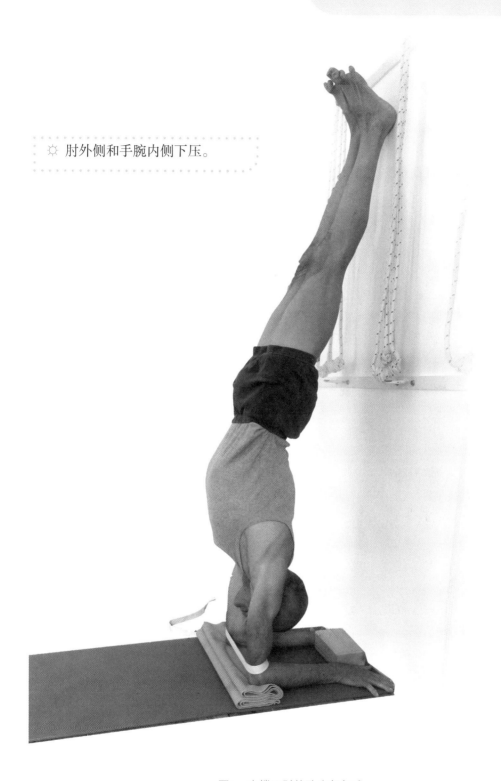

☼ 肘外侧和手腕内侧下压。

图1　支撑双肘的孔雀起舞式

变体5

稳定双手: 利用杠铃片

辅　具
1片杠铃片
1根瑜伽带
墙面
1位搭档

功效 杠铃片的重量使双手压实地面, 这可以使体式更稳定, 使练习者可以不太费力地保持体式较长时间。双手掌翻转向上有助于肱二头肌外旋。

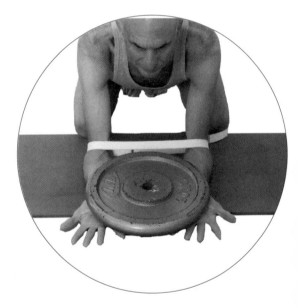

→ 将1片10～20千克的杠铃片放在瑜伽垫上。将小臂放到杠铃片下, 掌心向上, 与肩同宽。(图1)

〉 向上进入体式。(图2)

◎ 你也可以像最终体式那样将掌心向下进入体式。

◎ 如果有搭档, 可先将小臂落到垫面上, 然后请搭档将杠铃片放到小臂上。

图1 小臂上放置杠铃片

也可请搭档踩着你的双手，可以起到相似的作用。（图3）此时，掌心需要向下。

给搭档的指导：

→练习者将小臂落到垫面上之后，双脚依次小心地踩住对方的双手内侧（大拇指一侧）。

〉 然后帮助练习者向上进入体式。

〉 也可进一步轻轻托住练习者的假肋，将其向上、向后移动。

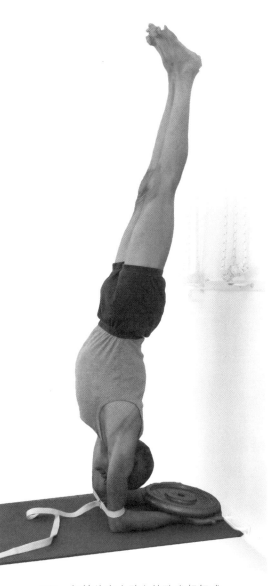

图2　杠铃片在小臂上的孔雀起舞式

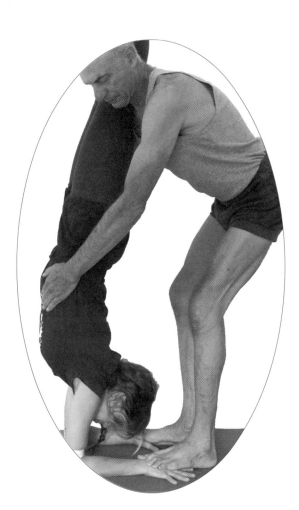

图3　搭档帮助的孔雀起舞式

变体6

内收肩胛骨：利用瑜伽椅

辅　具
墙面
1把瑜伽椅
1根瑜伽带
1块瑜伽砖
1张防滑瑜伽垫

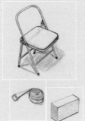

功效　瑜伽椅的支撑有助于肩胛骨的上提并内收，可使肋骨上提，避免大臂和肩部下坠。这还有助于感觉肩胛骨的对位。

此变体与头倒立式变体10类似，但这里不需要提高体式的根基。因为在孔雀起舞式中肩胛带通常正好与椅座同高。

→将椅背靠墙放置。你可以在椅座上铺放1张折叠的防滑瑜伽垫作为缓冲。

◎ 如果椅背与墙面之间有空隙，瑜伽椅容易向后倒，可用泡沫瑜伽砖或者任何其他物品将此空隙填满。

〉也可以用瑜伽带套住双肘靠大臂一侧，双手夹瑜伽砖。

〉小臂放到瑜伽椅下，然后向上进入体式。

◎ 如果离瑜伽椅太远或太近，出体式，调整小臂的位置，重新进入体式。椅座前缘应当恰好支撑着肩胛骨，但是不能向前推太多。

〉 脚跟抵墙，双腿向上伸展，提起胸骨和前侧肋骨。

〉 臀部上提，向内收紧。（图1）

〉 可以尝试单腿轮流离墙，保持平衡。

〉 双腿离墙，垂直向上伸展。（图2）

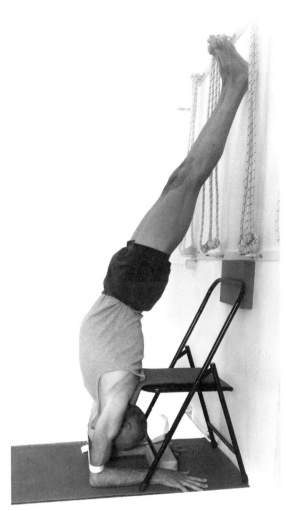

图1　瑜伽椅支撑肩胛骨、脚跟靠墙的孔雀起舞式

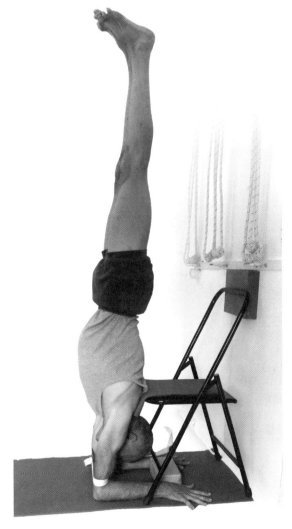

图2　瑜伽椅支撑肩胛骨、双腿离墙的孔雀起舞式

手倒立式

(*Adho Mukha Vṛkṣāsana*)

"圣人们谈到一棵不灭的棕榈树，树根在上，树枝在下。树叶是吠陀颂诗，真正理解这棵树的人就是通晓吠陀者。"（《薄伽梵歌》，15.01）

手倒立式（《瑜伽之光》，图359）是一个完全手臂平衡体式，是一个注入能量的动态的倒立体式，它通常作为热身安排在瑜伽练习的开始，因为它可激活整个身体和呼吸。即便是还不能做头倒立式的初学者，也可以练习这个体式，因为双臂伸直时肩部更容易活动，而且也没有伤及颈部的危险。下面将介绍几种加强双臂力量、建立信心的变体。

双臂骨骼负重非常有益于健康。在日常生活中，我们必须使用双腿，即便只是从车里走到办公室，但是双臂却很少负重。瑜伽提供了很多手臂平衡体式。前面学习的孔雀起舞式就是其中之一。手倒立式是另一个，它的昵称是"鸟式"。

对于手倒立式，练习者会面对身体和心理的双重困难。我们首先从克服这些困难入手。

变体1

加强双臂：爬墙

辅 具
墙面

功效 此变体有助于加强双臂，建立信心。它可证明双臂的力量足以支撑起身体的重量，给那些没有信心的练习者增添尝试的勇气。

很多练习者都不确定自己的双臂是否有力量支撑起整个身体。而这是一个安全的方式，可以证实这一点。

☼ 肱二头肌和肱三头肌收向肱骨（大臂骨），双肘用力伸直，从而保持双臂的稳定。

→背对墙面，离墙约1米站立。前屈，双手落地。

〉双手与墙面等距，与肩同宽；中指朝前，相互平行。十指张开，拓宽手掌。

〉双脚沿墙面向上爬，身体向上伸展。（图1）

〉双手推地，将躯干上提。双肘收紧，双臂保持伸直。

〉在这里保持 40～45 秒，呼吸顺畅。然后双脚落地，出体式。重复几次。

一旦建立了信心，就可逐渐缩短双手与墙面的距离。

〉测量双手和墙面的距离：手杖式坐立，双脚抵墙，标记出臀部的位置。

〉转身，将双手放在刚才标记出的位置，然后双脚沿墙面向上爬。

〉双臂伸直，稳定肩胛骨；然后，保持双腿伸直，双脚向下挪动。最后，双腿和上半身在骨盆处形成 90°，双腿平行于地面，上半身则垂直于地面。（图2）

〉双手压地，大腿前侧收紧，上提，上半身向上延展。

〉腋窝伸展。肩胛骨内收，使上背部内凹。

〉在这里保持 40～45 秒，呼吸顺畅。然后双脚落地，出体式。重复几次。

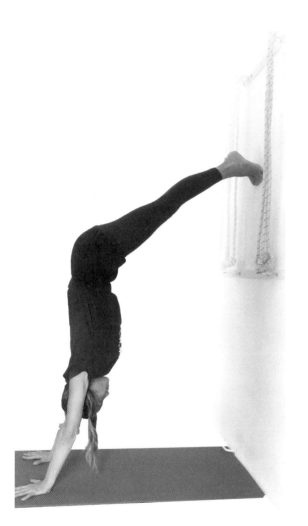

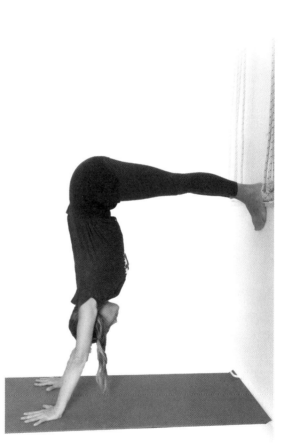

图1　手倒立式，爬墙　　　　　　　　　　　　　　图2　手倒立式，双腿平行于地面

变体2

克服恐惧：抱枕靠墙

辅　具
墙面
1个瑜伽抱枕

功效　柔软的瑜伽抱枕比坚硬的墙面更"友好"，它可以帮助练习者克服恐惧，不必担心跳起来时会撞到墙上。而且，头接触到抱枕还能带来体式的稳定感。

有些练习者，虽然可以用双臂支撑自己，也不愿意背对墙面跳起来，害怕一旦失控头撞到墙面。非常神奇的是靠墙放置瑜伽抱枕就可以克服这种恐惧。

→将瑜伽抱枕靠墙竖放。

〉双手放在抱枕两侧，与墙面和抱枕等距。十指大大张开来拓宽手掌。（图1）

〉一条腿弯曲，蹬地，纵身跳起；另一条腿向上摆，找墙面；后腿随之抬起，进入体式。（图2）

〉起身后，双腿并拢，双手推地，伸展整个身体，脚跟沿墙面向上滑动。

〉臀部向脚跟方向上提，尾骨内收。

〉头部前移，拉长颈部后侧，抬头向上看向肚脐。肩胛骨内收，向后侧肋骨方向收紧。同时下侧肋骨不要向前凸，而是保持它们靠近墙面。（图3）

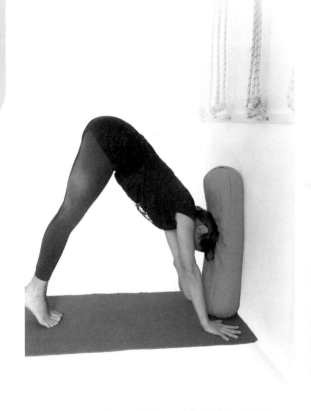

图1　为手倒立式做准备，瑜伽抱枕靠墙放置

〉 释放头部，使之悬空。平视前方；面部放松，呼吸顺畅。

〉 在这里保持30～45秒，双腿依次落下。在双腿分开的站立前屈式（*Uttānāsana*）中休息一会儿。

☼ 向上看可以拉长颈部后侧，有助于肩胛骨的内收。

☼ 将三角肌（肩部）向腋窝方向收，向双肩方向上提，打开、伸展腋窝。

☼ 留意你是用哪条腿向上跳的，再尝试用另外一条腿跳一次。练习偶数次，每次换腿。

☼ 一旦掌握了单腿跳进体式，尝试双腿同时跳。意识集中在抬起整个骨盆带，而不是双脚落到墙面上。

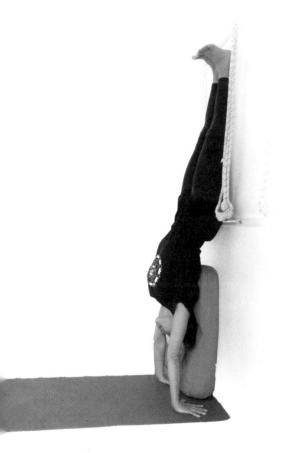

图2　瑜伽抱枕支撑，向上进入体式

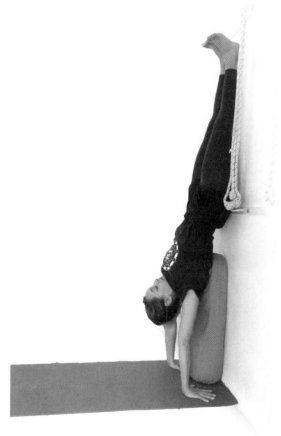

图3　手倒立式，向上看，肩胛骨内收

变体3

帮助抬腿: 利用瑜伽椅

辅　具
1把瑜伽椅
墙面

功效　很难直接跳进体式的练习者可以把双脚放在瑜伽椅上，将它作为跳板。

→将瑜伽椅在离墙约1米处放置，椅背远离墙面。

〉双手分开，与肩同宽，靠近墙面放到防滑瑜伽垫上。

〉双腿抬起，脚趾下压椅座，双腿伸直。（图1）

〉一条腿抬起，向上伸展。（图2）

〉另外一条腿弯曲，向上跳，脚跟落到墙面上。（图3）

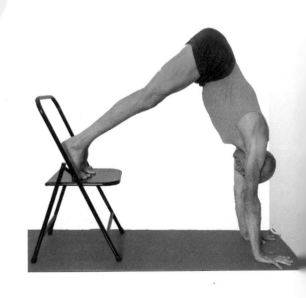

图1　手倒立式准备，脚趾放到椅座上

下来时要留意，腿一定不要砸
到瑜伽椅上。

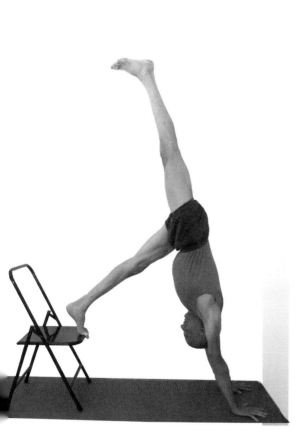

图2 一条腿抬起

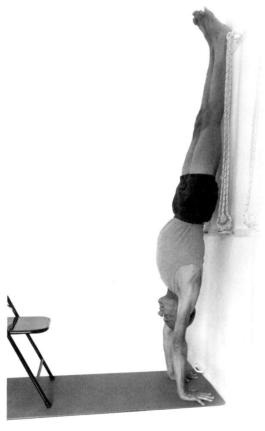

图3 进入手倒立式

变体4

稳定双臂: 瑜伽带套住双肘

辅 具
墙面
1根瑜伽带

功效 瑜伽带可以使双肘保持伸直,有助于使大臂和小臂对位,双臂平行,与地面垂直。瑜伽带可增加双臂的力量和耐力,练习者不必担心双肘变形。身体的重量由双臂的骨骼承担,在体式中停留费力较少。

圣者帕坦伽利在《瑜伽经》修习篇（2.46,2.47）中谈到体式的品质时说道:

"sthira sukham āsanam

prayatna śaithilya ananta samāpattibhyām"

艾扬格大师将其翻译成如下文字:

　　"体式是完美的身体稳健、智性稳定和灵性仁慈。

　　当体式的完成变得毫不费力时,体式就臻于完美,修习者即抵达内部的无限存在。"

艾扬格瑜伽的对位原则之一是身体的重量应该由骨骼承担。肌肉用于帮助骨骼就位,关节稳定。骨骼被认为是土元素,它们是结实的,可以提供坚固和稳定;而肌肉不能提供长时间的稳定、坚固和结实。骨骼承担身体的重量可以减少体式中肌肉的费力,并使人们体验到"不费力的用力"的愉悦。

在此变体中,套在肘部的瑜伽带有助于双臂骨骼的对位。这对肘部和肩部僵紧者和双臂难以伸直者尤其有帮助。

　　→在双肘处套上瑜伽带,保持与肩同宽。

◎ 如果因为瑜伽带而使你没办法放下头部,那就将它放在小臂,肘部的下方。

〉 向上进入体式,脚跟抵靠墙面。

〉 双手压地,双臂内侧向上伸展。

〉 肘部上提,向墙面的方向移动;同时肩胛骨内收,向远离墙面的方向移动。

瑜伽带可以帮助双肘无法独立伸直的练习者（图1）。对比图1与图2可以看到,瑜伽带可帮助练习者将双肘伸直,双臂靠近。

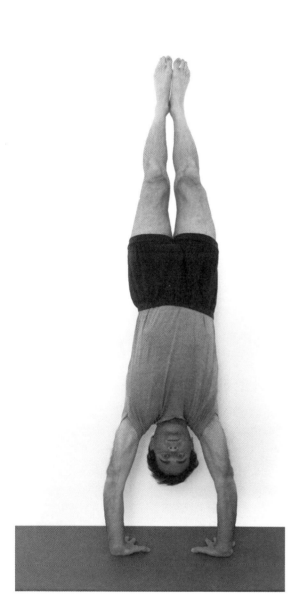

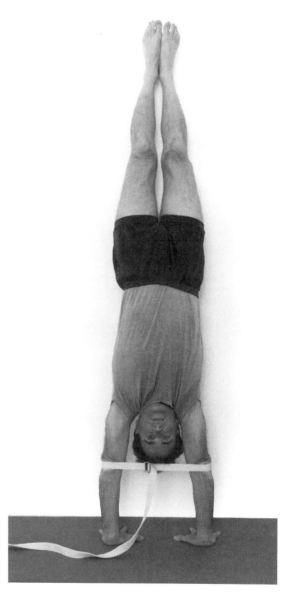

图1　双肘无法独立伸直者的手倒立式　　　　　　图2　瑜伽带套住肘部的手倒立式

变体5

检查对位：利用墙钩或者墙角

辅　具
1付墙钩

功效　外在的反馈有助于练习者判断身体是
否直立或倾斜。

→选择一个带墙钩的墙面，面朝墙面站
立，双手落地，与墙钩等距。

◎ 如果有与顶端墙钩在一条直线上的底部
　墙钩也可以使用，这在很多艾扬格瑜伽
　馆中都能找到，它可以帮助双手的正确
　定位。

〉 向上进入体式，用双脚或者双腿感觉
墙钩（图1）或者垂落的瑜伽绳。（图2）

◎ 在有信心保持平衡后，则可以用外墙角
　来检查手倒立式中的对位。（参考头倒
　立式变体6）

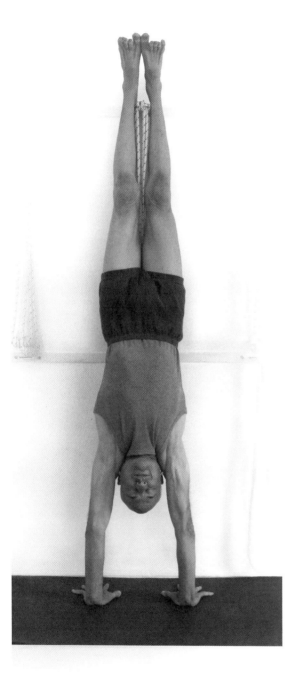

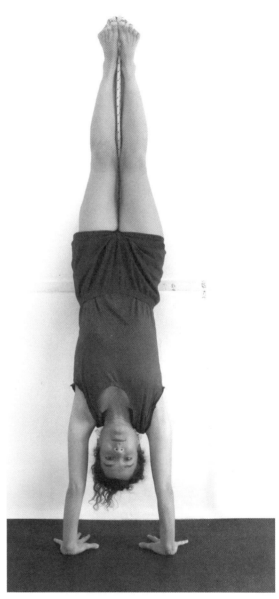

图1　利用墙钩检查体式的对位　　　　　　图2　利用垂落的瑜伽绳检查体式的对位

变体6

减轻手腕的压力: 利用斜木板

辅　具
墙面
1～2块木斜板

功效　利用斜木板可以减轻手腕的压力, 即便是手腕有些小问题的练习者也能完成此体式。以这种方式练习, 有助于手腕的康复。

手腕比较脆弱, 是容易受伤的关节, 很多人都遭受手腕的伤痛和不适。在此变体中, 用斜木板支撑手掌根, 可以使身体的重量转移到手指丘上, 并为手腕创造更多空间。

这里有两种选择:

· 手掌朝前, 如通常的做法, 使用1块斜木板作为支撑。（图1）

· 手掌向外转, 使用2块斜木板作为支撑。（图2）

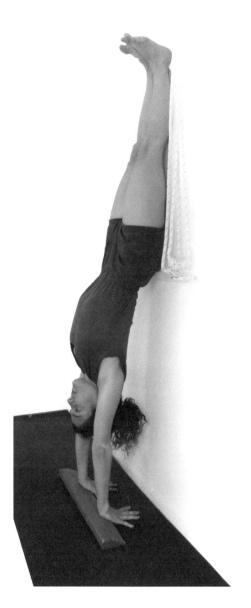

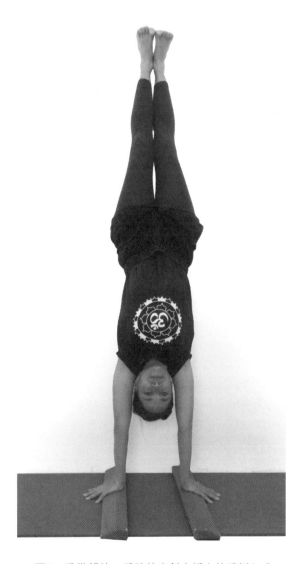

图1　手掌朝前、手腕放在斜木板上的手倒立式　　　　图2　手掌朝外、手腕放在斜木板上的手倒立式

变体7

改变双手的方向: 利用瑜伽砖

辅 具
2块瑜伽砖
墙面

功效 双手的方向不同，激活双手腕、双肘和双肩的方式就不同。瑜伽砖提供了结实的根基，可以激活双臂，强化双臂骨骼。

在这个计算机化的世界里，很多人抱怨由于过度使用键盘导致手腕疼痛不适。瑜伽提供了大量体式，尤其是手臂平衡体式，可以锻炼手腕，改善手腕的柔韧性。

做手倒立式时可以将双手转向四个不同方向（前、后、内、外）。其中，双手向后转是最具挑战的。它可增强手腕的力量和柔韧性，这些都是诸如孔雀式（*Mayūrāsana*，《瑜伽之光》，图354）和桥式肩倒立式（*Setu Bandha Sarvāṅgāsana*）等体式所必需的。下面从几个准备练习开始。

在双角式（*Prasārita Pādōttānāsana*）、上犬式（*Ūrdhva Mukha Śvānāsana*）和下犬式（*Adho Mukha Śvānāsana*）中，虽然双手也是放在地面上，但是双手和手腕的负荷比手倒立式中的要小很多。因此，这些体式可以作为手倒立式的准备练习。

→从双角式开始，双手向后转。根据自己的情况随时调整双手的负荷（图1）。

〉双手保持向后，继续进入上犬式。可以将双手放在瑜伽砖上加大活动幅度（图2）。

〉慢慢进入下犬式。手臂向后移动，伸展手腕，改善其柔韧性（图3）。

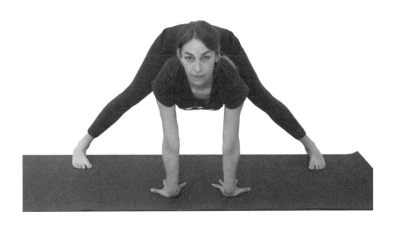

图1　双手向后转的双角式

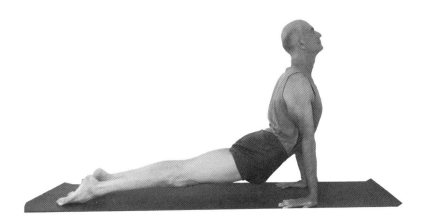

图2　双手向后转的上犬式

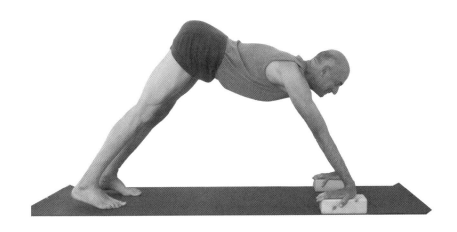

图3　双手向后转的下犬式

双手位于不同方向的手倒立式变体

瑜伽砖的使用有助于学习这些变体。从瑜伽砖上进入体式的挑战会大一点，但是一旦进入体式，瑜伽砖会为双手提供更好的锚定。

双手可以位于四个方向：

• 双手向前（图4）

• 双手向外（图5）

• 双手向内（图6）

• 双手向后（图7）

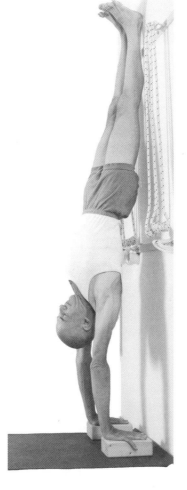

图4　双手向前

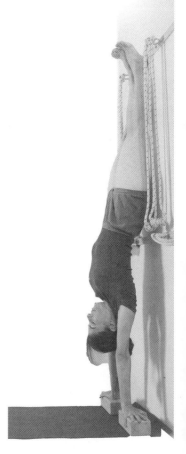

图5　双手向外

☼ 尝试这些变体，观察每种方式的不同功效。双手向外（图5）有助于打开肩部，对于肩部僵紧或者肘部很难伸直者来说很有用。双手向内（图6）可缓解肘部超伸。双手向前或向外时容易肘部超伸的练习者会发现很难稳定肘部，因为在这种情况下肘部很容易向内塌陷（图8）。

☼ 双手向内（图6）有助于控制这种倾向，保持双臂的内侧和外侧长度一致（对比图8和图6）。双手向内还有助于手臂僵紧无法伸直的练习者伸直手臂。

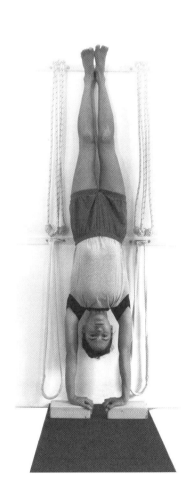

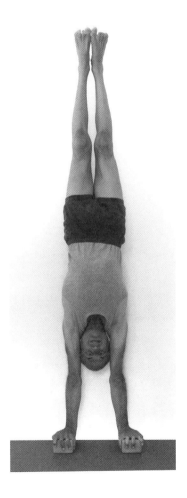

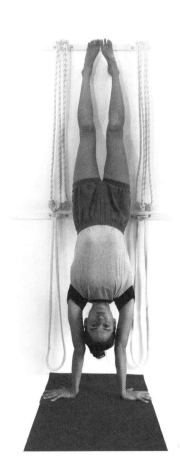

图6　双手向内　　　　　　　　图7　双手向后　　　　　　　　图8　双肘超伸

变体8

稳定大臂：利用瑜伽椅

辅 具
1~2把瑜伽椅
墙面

☼ 上举腿的脚跟抵靠墙面，
　沿墙面向上滑动。

功效　瑜伽椅的支撑可以稳定大臂，更好地
启动肩部区域，也有助于练习此体式的单腿
变体。

→将2把瑜伽椅靠墙放置。椅背贴墙，
两椅之间相距20厘米，为头部留出空间。

◎ 也可以用1把瑜伽椅，但你要确
　保椅座不会碰到头。

〉双掌放在瑜伽椅下，向上进入手倒立式。
（图1，侧视图；图2，前视图）

〉 你还可以尝试落下一条腿，进入单腿
手倒立式。（图3）

落下一条腿进入单腿手倒立式对于练习
者的力量和稳定性都是一种挑战。此变体也
可以强化双臂和肩部。

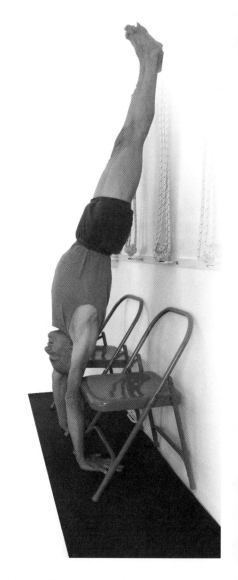

图1　瑜伽椅支撑大臂的手倒立式（侧视图）

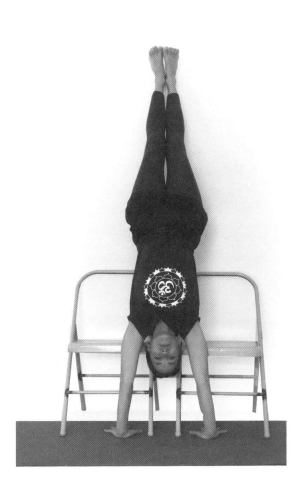

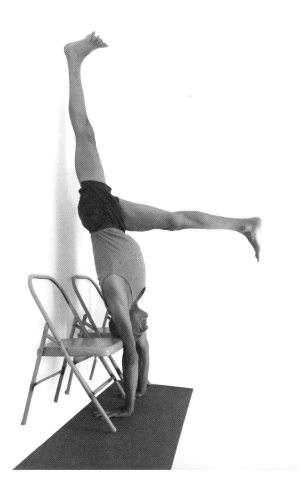

图2　瑜伽椅支撑大臂的手倒立式（前视图）　　　　图3　瑜伽椅支撑大臂的单腿手倒立式

变体9

平衡和稳定：离墙倒立

辅　具
墙面
1位搭档

功效　离墙平衡是改善平衡性和控制力的一种非常好的方式。它可以培养练习者的高度专注，带来沉着、优雅和轻盈。它还可以增强双手、双掌和十指的肌肉组织。

离墙手倒立式在艾扬格瑜伽课堂上并不常见。但是，我个人感觉靠墙手倒立式有其局限性。在室内甚至户外，双手平衡进入离墙手倒立式，是宝贵的一课，不容错过。当我们的身体进入平衡状态时，心理也随之进入一种平衡和沉静。体式将更少使用肌肉，更多使用骨骼，你会感觉到身心的轻盈和控制，这是靠墙所感受不到的。

你可以先尝试单腿离墙，保持平衡后，再尝试双腿离墙找到平衡。但是，不管早晚，你必须尝试完全离墙进入手倒立式。如果你独自练习，首先需要学习一旦失去平衡时该如何优雅地摔下来。

离墙进入体式的一个很好的方法就是先尝试离墙稍远一些：

→双手离墙约50厘米，落地。

〉 屈膝，双脚抵墙。

〉 先伸直一条腿，垂直向上伸展。

〉 然后伸直另一条腿。双腿向上伸展，保持平衡。

〉 如果你失去平衡，屈单腿，脚掌抵墙，重新找到平衡。

☼ 向下看地面有助于学
　习保持平衡。

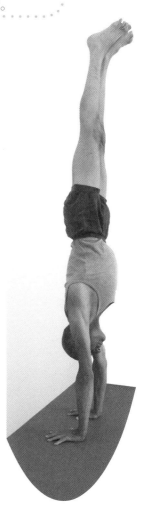

图3　找到平衡

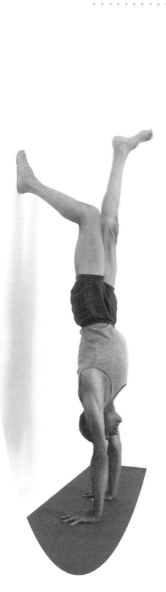

图2　手倒立式：单脚抵墙

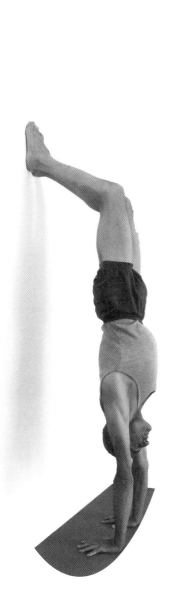

图1　手倒立式：学习平衡，
　　　屈膝、双脚抵墙

如果有搭档在，则可以帮助你更快地学会平衡。

给搭档的指导：

→当练习者弯身准备好起跳时，靠近对方背部站立。（图4）

〉准备好当对方起跳时随时给以支撑，防止其向后摔落。

〉当对方进入体式后，一只手支撑其脚跟，另一只手抱住其大腿上端。（图5）

〉当对方感觉有某种程度的稳定后，将手伸开或者握拳放到对方大腿中段之间，让对方自己找到微妙的平衡，需要时用另一只手给以辅助。（图6）

〉如果对方完全稳定，则将手松开，站在原地，准备好随时出手帮助。

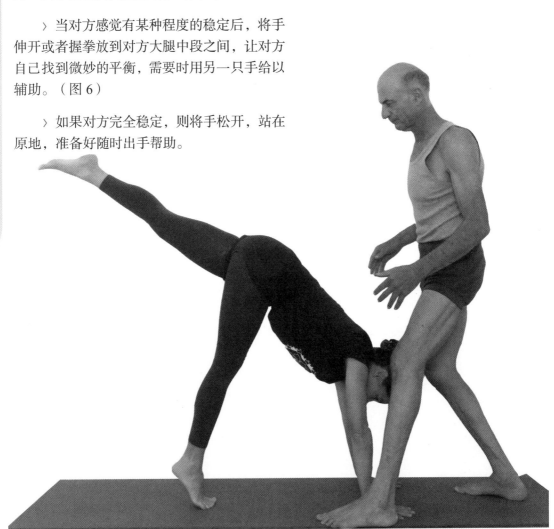

图4　搭档帮助学习平衡，准备进入体式

☼ 双掌完全张开，将身体的重量分配到
　两掌根、指关节和指尖上。

☼ 手指尖下压，扩大平衡的基座区域。
　最终，重心应位于双掌之上。

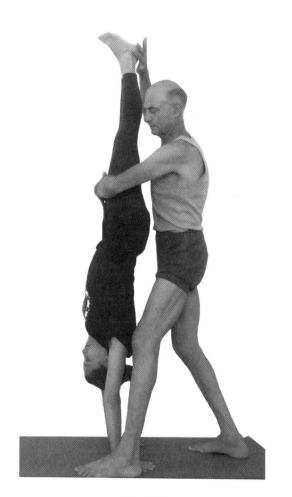

图5　搭档帮助找到平衡

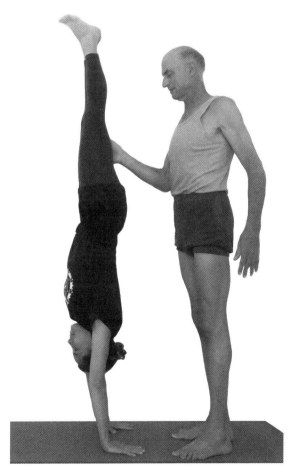

图6　搭档帮助独自找到平衡

变体10

疗愈性手倒立式: 支撑头部

辅　具
2～3个瑜伽抱枕
或5～6块泡沫瑜
伽砖
或2～3块木质瑜
伽砖
几条瑜伽毯

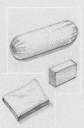

功效　此变体是头倒立式和手倒立式的结合。对头部的支撑使体式的保持更放松，练习者可以比较轻松地在体式中保持3分钟或更长时间。

→ 将2～3个瑜伽抱枕靠墙叠放（图1），或者将6块泡沫瑜伽砖摞起来（图2），或者将3块木质瑜伽砖摞起来（图3），作为头部的支撑物。

〉 双手对称地放在支撑物两边。

〉 向上进入体式。

☼ 做手臂上举式（*Ūrdhva Hastāsana*），预估一下头顶到手腕的距离。支撑物的高度应该与之相当。

☼ 试几次。如果需要，可以通过加减瑜伽毯来调整高度，直到感觉头部得到支撑但颈部没有受到挤压为止。

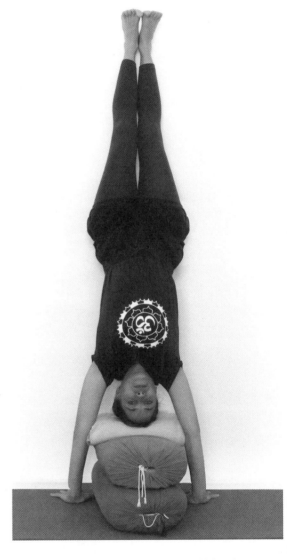

图1　瑜伽抱枕支撑头部的手倒立式

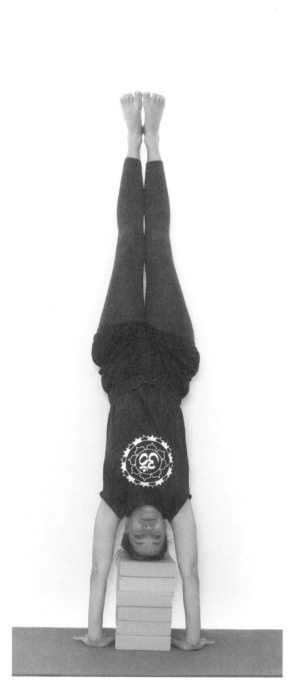

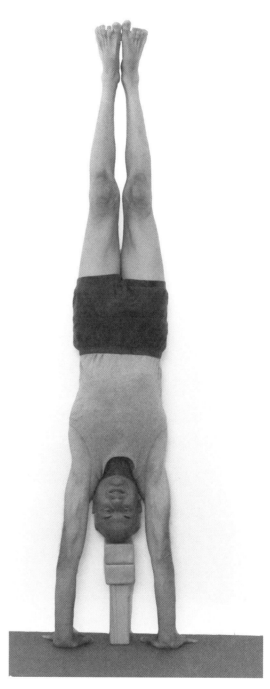

图2　泡沫瑜伽砖支撑头部的手倒立式　　　　　　　图3　木质瑜伽砖支撑头部的手倒立式

倒立体式
手倒立式

251

倒箭式

（*Viparīta Karaṇī*）

*Viparīta Karaṇī*是倒箭式的梵文。其中，*Viparīta*的意思是"倒着""反着"，*Karaṇī*的意思是"做""使"。*Viparīta Karaṇī*是指"倒着的动作"。注意，它是一个普通的动作，而不是一个特别的体式，因此，梵文名称没有以"*āsana*"作为词尾。

通常，倒箭式是以"肩倒立式版本"的疗愈方式来做，双肩和头后侧落地，骨盆由瑜伽抱枕支撑，双腿靠墙。此变体是一个非常有益的放松的疗愈性体式，稍后我将介绍它的做法（参见变体7）。不过，倒箭式也可以是一个积极的体式，作为手倒立式循环、孔雀起舞式循环或者头倒立式循环的一部分。在这些循环中，上背部垂直，胸椎内凹，骨盆水平。这些变体创造了双肩的活动，打开了胸腔，因此，它们可以作为后弯以及倒立体式，如头倒立式、孔雀起舞式的准备。

◎ 这里介绍的积极的倒箭式变体是高级练习。如果你对倒立体式没有信心请不要尝试。

变体1
手倒立倒箭式: 墙面支撑

辅 具
墙面
1位搭档（可选）
1根瑜伽绳
或1根瑜伽带（可选）

功效 建立肩部区域的活动，打开胸腔。

→双手在离墙约50厘米处压地，向上进入手倒立式，脚跟抵墙。（图1）

〉大臂和肩胛骨前移，远离墙面，向上看天花板。

〉不要干扰到垂直的双臂，胸椎内凹，使臀部靠在墙面上。（图2）

〉保持双臂和上背部的垂直，臀部下落，直到骶尾带水平。

〉上背部保持前移，远离墙面，双腿沿墙面向上伸展。在这里保持30~60秒。

〉出体式，放松一会儿后再次进入体式，这一次双手离墙稍远一些。

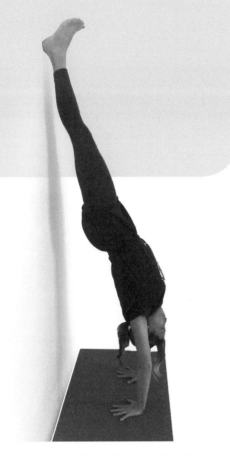

图1　手倒立倒箭式，脚跟抵墙

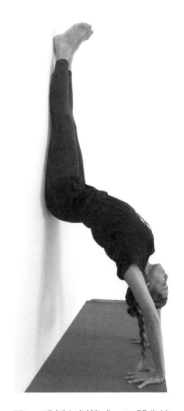

图2　手倒立倒箭式，双腿靠墙

搭档帮助加大曲度

离墙越远，背部的弯曲越强烈。如果你发现肩部很难保持远离墙面，可以请搭档帮助稳定肩胛带。

→给搭档的指导：

〉当练习者进入手倒立式、脚跟抵墙后，面向对方，用瑜伽带或者瑜伽绳套住其肩胛带。

〉在练习者背部内凹、臀部靠墙时温和地拉动瑜伽带。（图3）

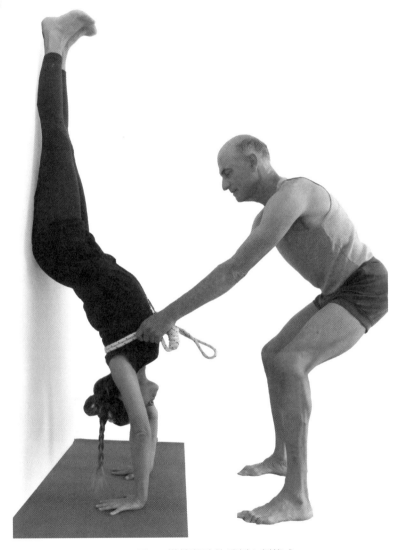

图3 搭档帮助的手倒立倒箭式

变体2

孔雀起舞倒箭式：墙面支撑

辅　具
墙面
1位搭档
1块瑜伽砖
1根瑜伽带
1根瑜伽绳

功效　建立肩部区域的活动，打开胸腔。

→如孔雀起舞式变体2所示，靠墙放置1块瑜伽砖，双肘套上1根瑜伽带。

＞ 小臂放到地面上，离墙约40厘米。

＞ 向上进入孔雀起舞式，脚跟抵靠墙面。（图1）

＞ 大臂和肩胛骨前移，远离墙面。不要干扰垂直的手臂，胸椎弯曲，使臀部靠墙。

＞ 胸部向前推，臀部下落靠墙的同时上背部内凹。

＞ 臀部下滑，直到骶尾带与地面平行。

此变体与前一个变体相比，肩部的活动更强烈。

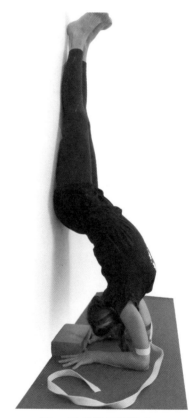

图1　孔雀起舞倒箭式

给搭档的指导：

〉当练习者进入孔雀起舞式、脚跟抵墙后，坐在对方前方。

〉双脚抵住练习者的双肘，用瑜伽带或瑜伽绳套住其肩胛骨。

〉在练习者弯背、将臀部靠墙时温和地拉动瑜伽绳。（图2）

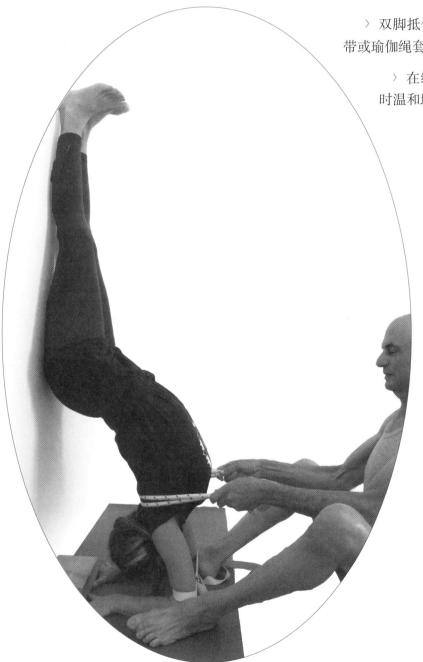

图2　搭档帮助的孔雀起舞倒箭式

变体3

头倒立倒箭式：墙面支撑

辅　具
墙面
1位搭档
1根瑜伽带
或1根瑜伽绳

功效　建立肩部区域的活动，打开胸腔。

如果你的身体比较柔软，可以独自练习此变体，不过搭档的帮助可以大大改善肩部的活动，因此，在此介绍有搭档帮助的练习。

对练习者的指导：

→离墙约40厘米进入头倒立式，身体向后倾斜，脚跟抵墙。（图1）

给搭档的指导：

〉当练习者进入体式后，坐在对方前方。双脚抵住练习者的双肘，用瑜伽带或者瑜伽绳套住其肩胛骨。

〉在练习者弯背、将臀部靠墙时温和地拉动瑜伽带。（图2）

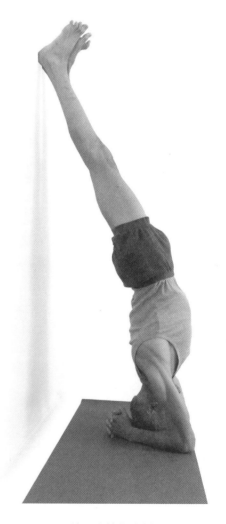

图1　墙面支撑的头倒立倒箭式

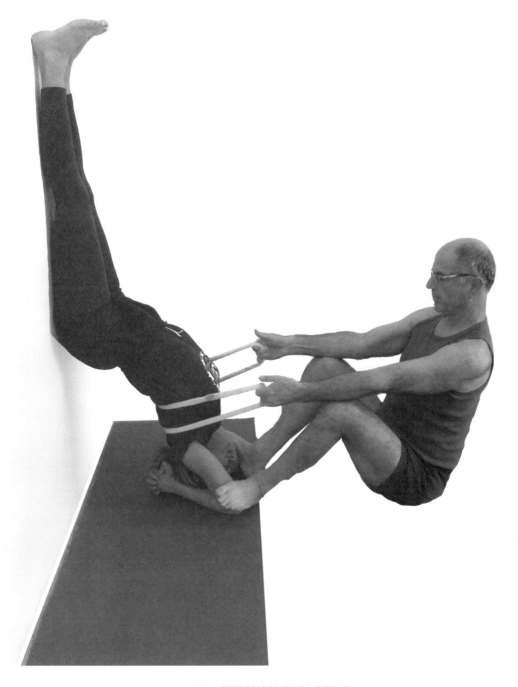

图2　搭档帮助的头倒立倒箭式

变体4

头倒立倒箭式：瑜伽椅支撑

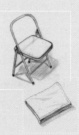

辅 具
1把瑜伽椅
几条瑜伽毯
1张瑜伽垫

功效　瑜伽椅的支撑可以延长体式的保持时间，从而能深入影响练习者的循环和呼吸系统。其功效介于头倒立式（*Śīrṣāsana*）和双脚内收直棍式（*Dwi Pāda Viparīta Daṇḍāsana*）之间。

此变体比前一个费力少一些，因此在体式中保持的时间会更长。不过，仍然需要平衡性和双肩、背部的柔韧性。

→将瑜伽椅放在防滑瑜伽垫上。

﹥坐在瑜伽椅上，转身，将双腿放到椅背上。

﹥握住瑜伽椅，将上身向瑜伽椅椅背方向挪动，直到骨盆处于椅背下方。（图1）

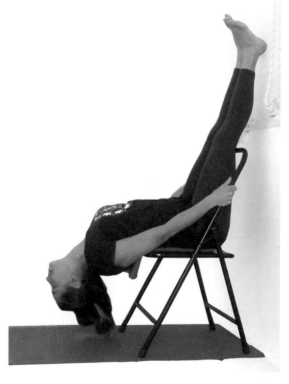

图1　用瑜伽椅支撑进入头倒立倒箭式

◎ 如果练习者的个子较高，可用几条瑜伽
　毯将椅座抬高。应先在椅座上铺放1张防
　滑瑜伽垫，防止瑜伽毯滑落。

◎ 如果练习者的个子较矮，可用几条瑜伽
　毯放在瑜伽椅前，将地面抬高。

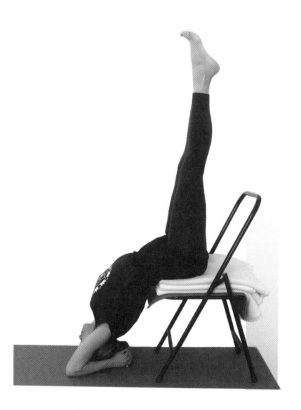

图2　瑜伽椅支撑的头倒立倒箭式

〉将上身从瑜伽椅上向下滑，同时背部
后弯，头顶落向地面。

〉持续向下滑，直到头顶落到瑜伽垫上，
或者落到折叠的瑜伽毯上。

〉双手松开，小臂在头部两侧落地，双
手如头倒立式那样形成半杯状放在头后。

〉双腿离开椅背，垂直向上伸展。

〉小臂下压，肩胛骨内收，双肩上提。（图
2）

变体5

肩倒立倒箭式: 双手支撑

辅 具
5~6条瑜伽毯
1根瑜伽带

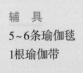
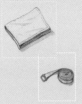

功效 打开胸腔，建立手腕的柔韧性。这也是一个放松的变体。

肩倒立倒箭式可以用瑜伽椅（肩倒立式变体16）或者长凳支撑来做，也可以用双手支撑来做。此变体从肩倒立式开始，然后背部后弯，将腰骶区域落到双手上。

→为肩倒立式准备一个平台，将1根瑜伽带套在双肘上，向上进入肩倒立式。

〉在肩倒立式保持一会儿后，双手向外转，十指朝向臀部。

〉上背部弯曲，臀部向下沉落。

〉双手支撑背部。上背部和肩胛骨上提的同时保持双肩顶端下压。

〉双腿垂直向上伸展。腹部放松、平展，呼吸舒缓。（图1）

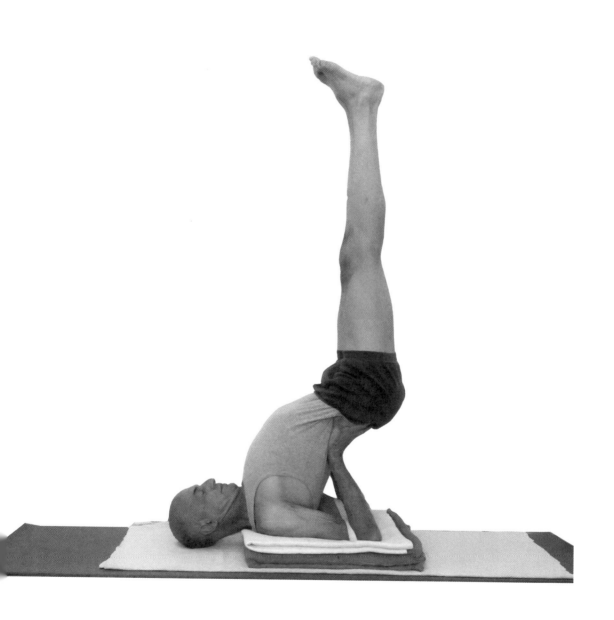

图1　双手支撑的肩倒立倒箭式

变体6

疗愈性倒箭式：瑜伽砖支撑

辅　具
1块瑜伽砖
墙面
1根瑜伽带

功效　这个疗愈性变体在放松的同时能够将胸腔打开。瑜伽砖坚硬的支撑使得骶骨更好地内收，腰骶区的提高有助于释放骨盆区域，创造腹部和胸腔的空间。

此变体中 1 块瑜伽砖支撑骶骨，双腿可以靠墙，也可以用瑜伽带拉住或者直接向上伸展。

→将瑜伽垫纵向靠墙放置，并准备1块瑜伽砖放在瑜伽垫附近。

〉仰卧，双腿放到墙面上，进入墙面支撑的上伸腿式（ *Ūrdhva Prasārita Pādāsana* ）。（图1）

〉双脚蹬墙，抬起骨盆，将瑜伽砖竖放在离墙约 25 厘米处，宽面与墙面平行。

〉背部弯曲，提起上背部，双肩顶端向下转。

〉骶骨沉降到瑜伽砖上。

〉双腿靠墙（图 2），用瑜伽带将双腿向下拉（图 3），或者双腿垂直向上伸展（图 4）。

◎ 瑜伽砖的高度应该能使臀部沉降，骨盆水平落在其上。

☼ 软化腹股沟内侧，使之沉降，耻骨处于水平。

☼ 可以继续做变体7介绍的几种腿部变体。

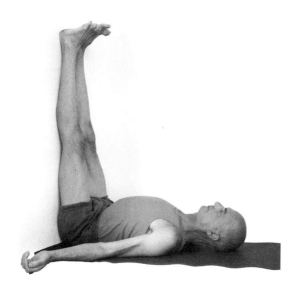

图1　墙面支撑的上伸腿式

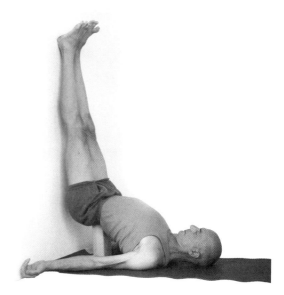

图2　双腿靠墙、瑜伽砖支撑的倒箭式

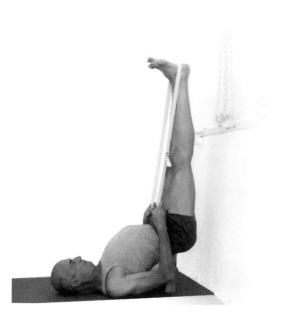

图3　瑜伽砖支撑、瑜伽带拉腿的倒箭式

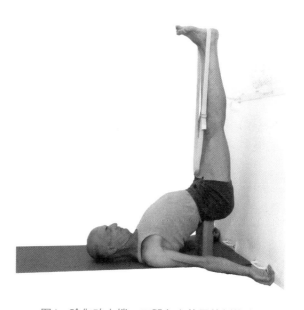

图4　瑜伽砖支撑、双腿向上伸展的倒箭式

变体7

疗愈性倒箭式：瑜伽抱枕支撑

辅　具
1块瑜伽砖
2~3条瑜伽毯
1个瑜伽抱枕
墙面
1根瑜伽带

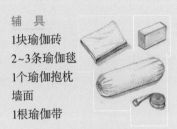

功效　由于其巨大的疗愈功效，此变体通常被称为"青春之泉"。这是一个难得的体式，对身体兼具安抚和注入能量的双重功效。它能促进腹股沟处的血液流通，从而在深度放松的同时又能提高免疫系统。

要想很好地打开胸腔，标准尺寸的瑜伽抱枕对大多数练习者来说都太窄了，也太低了，必须将其加宽、加高。瑜伽垫可以防止身体从墙上滑落下来。

准备

→将1张瑜伽垫纵向靠墙放置。

〉靠墙放置1块中等高度的瑜伽砖。

〉将1条瑜伽毯三折，放置在离墙约30厘米处。把瑜伽抱枕放在其上面时，抱枕会向墙面的方向倾斜，这将改善体式中对背部的支撑。（图1）

〉将瑜伽抱枕靠瑜伽砖放置。（图2）

〉如果需要，可以在瑜伽抱枕上再铺上1条折叠的瑜伽毯。（图3）

〉准备1根瑜伽带放在瑜伽抱枕旁。

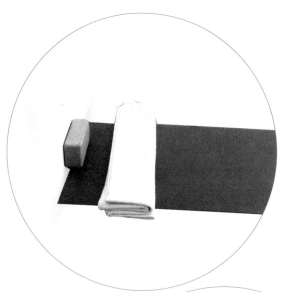

◎ 靠墙放置的瑜伽砖可以防止瑜
伽抱枕滑向墙面。也可以使用
1条卷起来的瑜伽毯替代。

图1 为倒箭式放置1块瑜伽砖
和1条三折的瑜伽毯

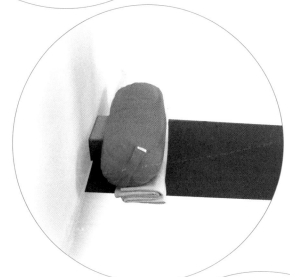

图2 将瑜伽抱枕放
在瑜伽毯上面

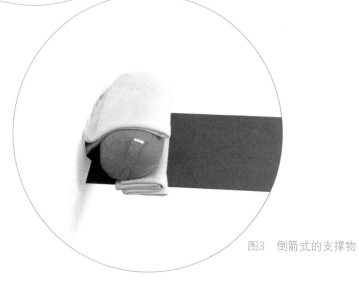

图3 倒箭式的支撑物

进入体式有两种方式：侧转、前翻。

侧转：

→体侧靠墙坐在瑜伽抱枕的一端。（图4）

〉身体侧转，坐骨抵墙，双腿放到墙面上。（图5）

〉如果臀部难以触墙，双脚蹬墙抬起骨盆。

〉然后，将双肩向墙面的方向挪动，臀部沉降，体会坐骨靠墙的感觉。（图6）

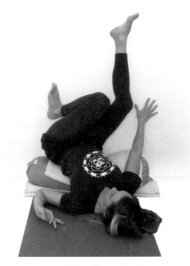

图5　侧转进入倒箭式

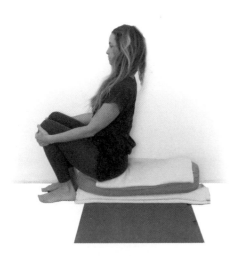

图4　体侧靠墙坐立

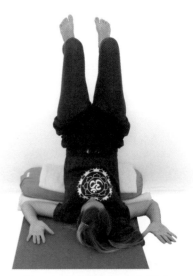

图6　双肩向墙面的方向挪动

前翻：

　　→站在瑜伽抱枕前，身体前屈，双手落地。下巴收向锁骨，身体前翻。（图7）双手支撑，直到双肩完全落到抱枕上。

　　〉双肩转动，抬起臀部，双腿缓慢地落到墙面上。然后臀部下滑，双肩落于地面，骨盆落于抱枕上。（图8）

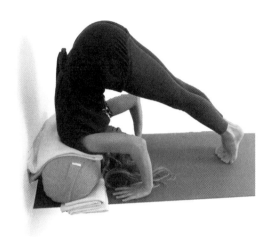

图7　前翻进入倒箭式

在体式中

　　→背部后弯，骶尾带沉降到瑜伽抱枕上。

　　〉双腿保持伸直，靠墙，放松。

　　〉双臂落地。在体式中较长时间保持，可以持续25分钟。

　　〉双眼闭合，观察呼吸。意识关注呼吸和内在的感觉。

◎　可以用瑜伽带捆绑大腿。注
　　意，环扣不要接触皮肤。

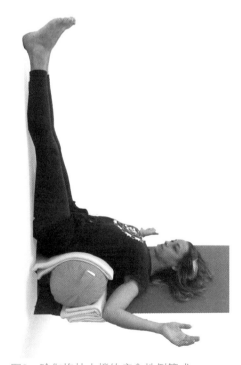

图8　瑜伽抱枕支撑的疗愈性倒箭式

• 双腿交叉，呈吉祥式（*Svastikāsana*）或莲花式（*Padmāsana*）。（图9）

• 屈腿，脚掌贴合，进入束角式（*Baddha Koṇāsana*）。（图10）

• 双腿打开，进入坐角式（*Upaviṣṭa Koṇāsana*）。（图11）

• 还可以将瑜伽带套在双脚上，双腿打开。（图12）

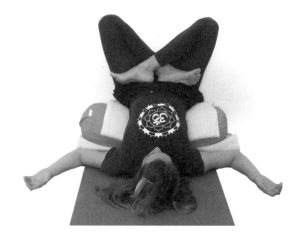

图9 双腿交叉呈莲花式

出体式

→ 身体向下滑，远离墙面，直到臀部落地。在瑜伽抱枕上交叉双腿，或者屈腿进入束角式（图中未示出）。

〉 在这里保持 1～2 分钟，然后身体侧转，起身坐立。

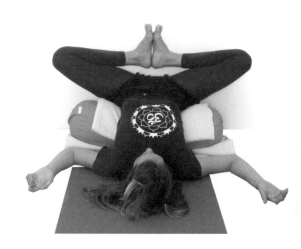

图10 屈腿，进入束角式

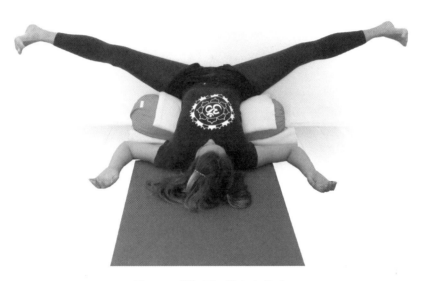

图11 双腿打开,进入坐角式

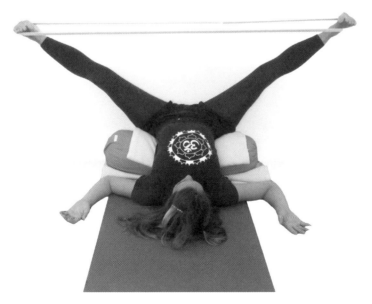

图12 瑜伽带套住双脚

结　语

"瑜伽适合所有人。每个人都应当有机会去体验瑜伽的慈爱与恩典。正是这个想法促使我想到所有这些辅助工具。"

艾扬格大师这样描述他开发瑜伽辅具的动机。

在我的这些著述中，尽我所知，传递古儒吉为我们留下的无尽的瑜伽智慧。期望这些宝贵的财富经由我们的努力得以更好地传播，练习者和教师们更容易地、更好地理解其深意。所有荣耀都应归于古儒吉，如果有任何错误，都应由我负责，都是出于我的无知和误解。

衷心希望你将像我一样，享受这个美妙的过程！

附　录

瑜伽练习的效果与体式的编排顺序有很大关系。要编排一个正确的序列必须熟悉每一体式的能量特性，解剖学、生理学、神经学特征，以及对感官和心理的作用。练习者可以根据不同的目的和意向来选择不同的序列，还要考虑到自己的经验和熟练程度，当前的身体和心理状况，练习此序列的特殊目的，以及练习环境的特点。

练习序列中倒立体式所处的位置很大程度上影响到练习效果。本书根据不同的练习目的给出了4个序列。

1.中级水平序列。这是一个标准序列，适合中级水平的练习者。支撑头倒立式安排在一些激活能量和打开身体的体式（诸如站立体式、下犬式和手倒立式）之后，支撑肩倒立式则安排在最后，紧接着就是挺尸式。

2.高级水平序列：从头倒立式开始。此序列适合更高级的练习者，这些练习者已经熟练地掌握了头倒立式。在此序列中，第一个体式就是支撑头倒立式，之前没有安排任何热身体式。这种编排受到《瑜伽之光》（14周之后）中给出序列的启发。以头倒立式开始可以在头脑中迅速建立警觉和敏锐，冷静和被动，可对接下来的体式练习产生奇妙的影响。

3.中级水平序列：头倒立式在安抚体式中间。此序列具有某种"镜面结构"，头倒立式和肩倒立式安排在一连串的安抚体式中间。先是前屈安抚体式，接着是倒立体式，然后按逆序完成余下的安抚体式，最后是挺尸式。

4.安抚序列：倒立体式用于调息。本序列是一个将倒立体式用于调息练习准备的示例。

如果练习时间有限，可以按比例缩短各体式的停留时间。例如，可以将各体式的停留时间统一缩短50%，或者75%。

详细练习方法可以参考《椅子瑜伽习练指南》和"辅具瑜伽习练指南"系列图书。

1.中级水平序列

水平　中级

时间　75分钟

类型　"标准"序列

体式　站立体式，倒立体式

辅具　2块瑜伽砖，5～6条瑜伽毯，1根瑜伽带，墙面

这是一个中级序列，在头倒立式之前，首先安排几个站立和开肩体式。俯英雄式作为一个放松体式安排在积极的站立体式和倒立体式之间。

1 手臂上举式

1分钟

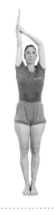

2 手臂上举式
瑜伽砖抵墙

1分钟

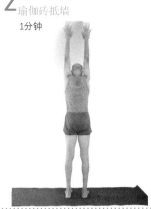

3 下犬式
双手放瑜伽砖上

1分钟

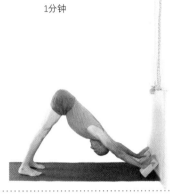

4 下犬式
双脚放瑜伽砖上

1分钟

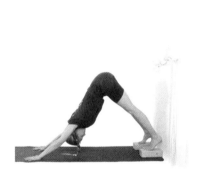

5 三角伸展式
上方手负重

每侧45秒

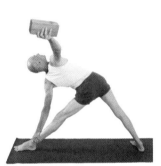

6 战士二式
双手抓瑜伽砖

每侧45秒

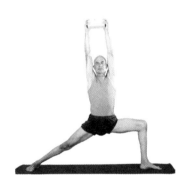

7 战士一式
双肘套瑜伽带

每侧45秒

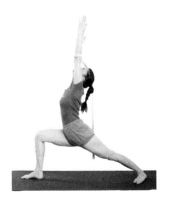

8 战士一式
双臂在身后

每侧45秒

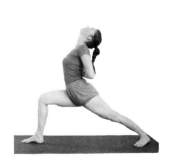

9 站立前屈式
双臂在身后

45秒×2

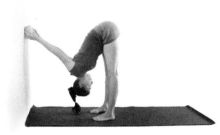

10 卧英雄式
双手握墙钩

5分钟

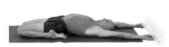

积极的做法：双臂向上伸展抓握墙钩，拉长躯干，减少下背部的压力。被动的做法：背部用抱枕支撑，头部用瑜伽毯支撑，双腿捆绑瑜伽带。

11 俯英雄式
腹股沟捆绑瑜伽带

2分钟

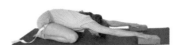

12 下犬式
头部有支撑

2分钟

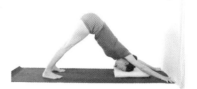

13 手倒立式
双手放瑜伽砖上，手指向前

45秒

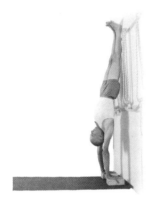

14 手倒立式
双手放瑜伽砖上，手指向侧

45秒

15 支撑头倒立一式

8分钟

16 侧扭转头倒立式

每侧45秒

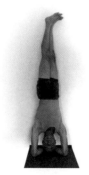
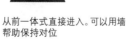

从前一体式直接进入。可以用墙帮助保持对位

17 孔雀起舞式
双手抵靠瑜伽砖

40秒×2

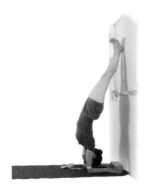

18 支撑肩倒立一式

3分钟

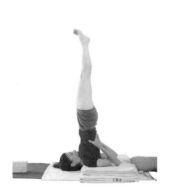

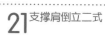

19 犁式
手腕套瑜伽带

3分钟

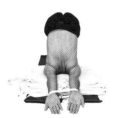

适当缩短瑜伽带的长度

20 膝碰耳犁式
双膝放瑜伽砖上

1分钟

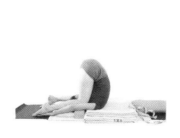

21 支撑肩倒立二式

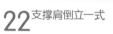

22 支撑肩倒立一式

3分钟

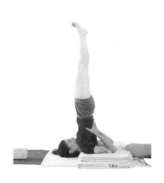

23 桥式肩倒立式
瑜伽砖支撑，双脚抵墙

1分钟

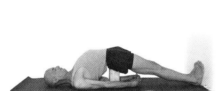

24 俯简易坐式
瑜伽砖支撑

45秒×2，换双腿交叉方向

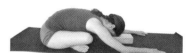

25 挺尸式
双眼盖眼枕，瑜伽砖放腹部

8～10分钟

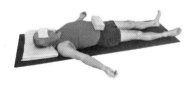

2.高级水平序列: 从头倒立式开始

水平　高级

时间　60分钟

类型　头倒立式开始，利用瑜伽砖的前伸展
　　　体式

体式　倒立体式，前伸展体式

辅具　2块瑜伽砖，5~6条瑜伽毯，1根瑜伽带

此序列从头倒立开始，适合能保持头倒立式至
少10分钟的成熟练习者。如果从头倒立式开始
有难度，可在头倒立式之前先练习几个热身体
式（如下犬式），早晨练习时更需要热身。如果
双臂和颈部不够强壮，身体也没有活动开，必
须格外注意颈部的安全，颈部千万不能紧张，
以免损伤。

接下来是站立和坐立的前伸展体式，然后是肩
倒立式循环。

1 支撑头倒立一式

6～8分钟

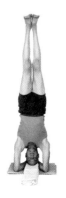

2 侧扭转头倒立式

40～60秒

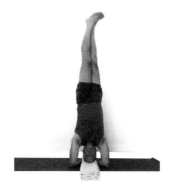

3 单腿头倒立式

40～60秒

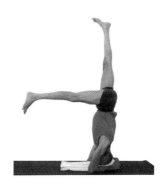

4 俯英雄式
腹股沟捆绑瑜伽带

1分钟

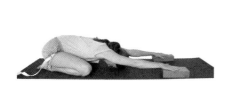

5 站立前屈式
双腿后侧抵墙

2分钟

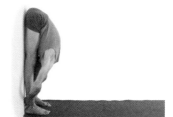

6 双角式
双脚分别抵墙和瑜伽砖

2分钟

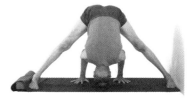

7 下犬式
双脚抬高

2分钟

8 站立前屈式
头部有支撑

1分钟

9 坐立前屈式
双手抓瑜伽砖

3～4分钟

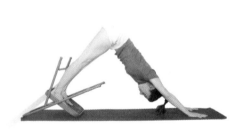 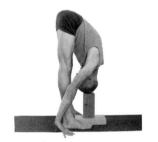 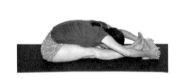

10 单腿头碰膝式
双手抓瑜伽砖

每侧2分钟

11 半莲花坐立前屈式
双手抓瑜伽砖

每侧2分钟

12 坐立前屈式
双肘有支撑

3～4分钟

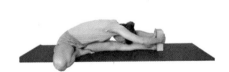 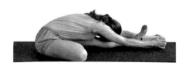 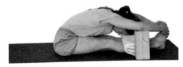

13 巴拉瓦伽一式

每侧1分钟

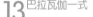

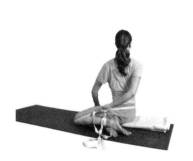

14 支撑肩倒立一式

8～10分钟

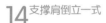

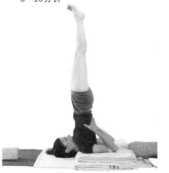

因为整个肩倒立循环连续完成，
需要提前准备好平台。

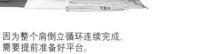

15 犁式
脚趾放瑜伽砖上

4～5分钟

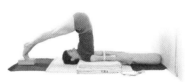

16 膝碰耳犁式
双膝放瑜伽砖上

1分钟

17 双角犁式

1分钟

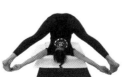

18 桥式肩倒立式
双脚抵墙

5分钟

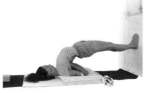

19 挺尸式
双眼盖眼枕，瑜伽砖放腹部

8～10分钟

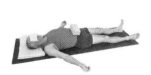

3.中级水平序列: 头倒立式在安抚体式中间

水平　*中级*

时间　*60分钟*

类型　*"镜面结构"循环*

体式　*倒立体式，前伸展体式*

辅具　*2块瑜伽砖，5~6条瑜伽毯，1根瑜伽带*

此序列从站立和坐立前伸展体式开始，接着是倒立体式。然后，按逆序重复之前的站立和坐立前伸展体式，接下来是较长时间保持的山式，最后是挺尸式。安抚性的前伸展体式可以使大脑平静下来，进入静思、冥想的状态。倒立体式后的重复有助于加强此效果，将练习者从深入的冷静状态中慢慢"唤醒"。最后的山式，面对墙完成，是一个深入的冥想练习。

在体式中停留的时间较长，使得身心深入地打开，臣服。如果感觉停留时间太长，难以承受，则可以适当缩短。

建议提前准备好肩倒立式平台，这样可以顺畅地完成整个序列。

1 站立前屈式
头部有支撑

4分钟

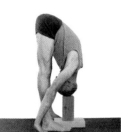

2 下犬式
头部有支撑

4分钟

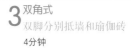
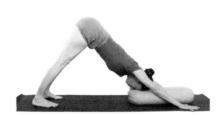

3 双角式
双脚分别抵墙和瑜伽砖

4分钟

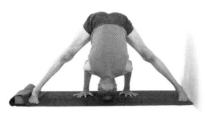

如果头部难以落地,可用折叠的
瑜伽毯或者瑜伽砖支撑。

4 单腿头碰膝式
双手抓瑜伽砖

每侧2分钟

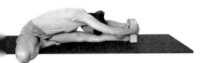

5 坐立前屈式
双手抓瑜伽砖

4分钟

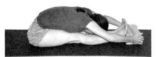

6 俯英雄式
腹股沟捆绑瑜伽带

1分钟

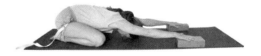

7 支撑头倒立一式

5~7分钟

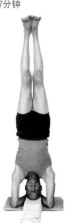

8 支撑肩倒立一式

7~8分钟

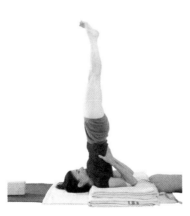

9 犁式
脚趾放瑜伽砖上

4分钟

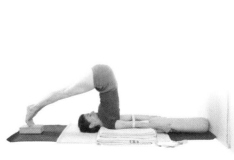

10 膝碰耳犁式
双膝放瑜伽砖上

1分钟

11 双角犁式

1分钟

12 桥式肩倒立式
宽支撑

5分钟

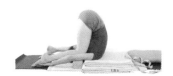

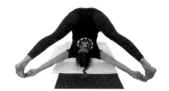

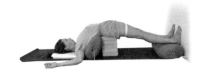

可以用两把瑜伽椅支撑双脚

13 俯英雄式
腹股沟捆绑瑜伽带

1分钟

14 坐立前屈式
双手抓瑜伽砖

4分钟

15 单腿背部伸展式
双手抓瑜伽砖

每侧2分钟

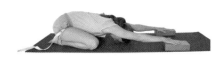

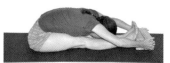

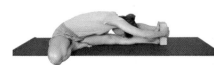

16 双角式
双脚分别抵墙和瑜伽砖

2分钟

17 下犬式
头部有支撑

4分钟

18 站立前屈式
头部有支撑

4分钟

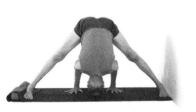

如果头部难以落地,可用折叠的
瑜伽毯或者瑜伽砖支撑。

19 山式
面朝墙

5分钟

20 挺尸式
小腿放瑜伽椅上

7~10分钟

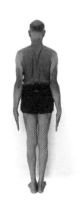

离墙约20厘米站立

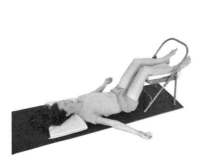

4.安抚序列: 倒立体式用于调息

水平　**高级**

时间　**90分钟**

类型　**疗愈，安抚**

体式　**倒立体式，前伸展体式**

辅具　**2块瑜伽砖，5~6条瑜伽毯，1~2根瑜伽带，1付墙钩或者1个门把手**

倒立体式可以打开胸腔，建立头脑的警觉和被动，从而为调息练习做好身心两方面的准备。此序列中用辅具支撑身体的相关部位，有一种安抚作用。50分钟左右的安抚、疗愈体式后，身心已经准备好，可以进入有支撑的挺尸式。这是调息的起点。如果坐立的调息对你有难度，仰卧的调息也是完全可以的。随着体式练习的进展，早晚有一天你会发现也能在坐立中进行调息了。

1 下犬式
墙绳拉腹股沟
头部有支撑

3分钟

2 站立前屈式
墙绳拉腹股沟

2分钟

3 站立前屈式
头部有支撑

3分钟

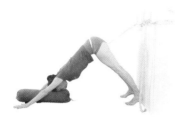

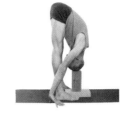

4 双角式
双脚分别抵墙和瑜伽砖

2分钟

如果头部难以落地，可用折叠的
瑜伽毯或者瑜伽砖支撑。

5 头倒立式
墙绳上

8分钟

6 倒手杖式
交叉的抱枕或长凳上

5分钟

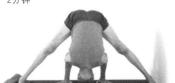

7 肩倒立式
瑜伽椅支撑

10分钟

8 桥式肩倒立式
抱枕支撑

6分钟

9 仰卧束角式
抱枕支撑
双脚套瑜伽带

5分钟

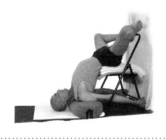

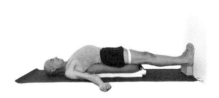

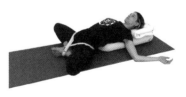

10 挺尸式调息
抱枕或者瑜伽砖支撑

10分钟

11 坐立式调息
双膝有支撑

10分钟

12 挺尸式
双眼盖眼枕，瑜伽砖放腹部

8分钟

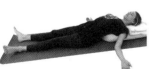

从乌伽依一式 (Ujjai I) 开始，逐
渐进到乌伽依二式 (Ujjai II) 和间
断调息法一式 (Viloma I，参见《调
息之光》)

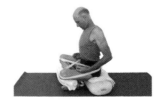

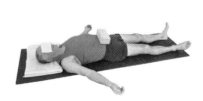

主要梵文体式索引

编后记

中文版“辅具瑜伽习练指南”系列图书（第一册，站立体式；第二册，坐立和前伸展体式；第三册，倒立体式）出版在即。这是我们瑜伽系列图书出版计划的一部分。

目前已经上市的中文版图书《椅子瑜伽习练指南》（*A Complete Guide to Yoga Practice with a Chair*）是埃亚勒·希弗罗尼老师写作、出版的第一种瑜伽方面的图书，该书英文版于 2013 年 4 月初版，同年 11 年出版了第二版，2020 年在国内上架；《身心实验室——瑜伽习练与探索》（*The Psycho-Physical Lab, Yoga Practice and Explorations*）为埃亚勒·希弗罗尼与哲学教授奥哈德·纳克汤米合著，该书英文版于 2019 年面世，同年中文版在国内上架。“辅具瑜伽习练指南”系列图书英文版分别于 2014 年 11 月、2015 年 9 月、2017 年 2 月出版，它们也即将与中国的广大读者朋友们见面。在瑜伽界，埃亚勒·希弗罗尼老师称得上是一位多产作家了。

艾扬格大师是艾扬格瑜伽的创始人，他的一生为现代瑜伽的推广做出了很大贡献，被称为现代瑜伽的创始人。辅具是艾扬格瑜伽的一个标志，他曾说过：“辅具是自我学习的向导，它们的帮助是准确的、无误的。”

本系列图书正切合了艾扬格大师的这一理念，详细阐释了辅具在体式中的各种用途。埃亚勒·希弗罗尼老师不仅仅为读者们介绍了如何在习练中使用辅具，也介绍了随着习练的逐渐深入，如何摆脱辅具的“束缚”，进行自我习练。这对于习练者来说也是一个至关重要的指引。

无论你是瑜伽爱好者，还是资深习练者，抑或是瑜伽老师，都可以阅读本书，相信它们会对你的瑜伽习练有所启迪，引领你在日常的习练和教学中开发出更多的辅具使用方法。

瑜伽是一种运动，更是一种生活，它不仅仅专注于体式，更加注重习练者对生活、对周遭一切的理解与感悟。对于初学者来说很多体式带来的只有疼痛，无法在体式中体验觉知与冥想，而辅具的运用恰恰解决了这一问题。小编有幸参加过一次埃亚勒老师的瑜伽工作坊，在课堂上见识到了辅具的神奇作用，它们可以让你在不知不觉间有所提升，而在这一过程中并没有感受到日常练习中的那些疼痛难忍，从而有精力在体式中体会觉知。我想这就是艾扬格瑜伽的神奇之处吧！

　　从《身心实验室——瑜伽习练与探索》到《椅子瑜伽习练指南》，再到"辅具瑜伽习练指南"系列图书，我以及我们团队经历了很多，也收获颇丰，这是一次有益的尝试，更是一种难得的挑战！

　　于我个人而言，瑜伽是一个特殊的存在。与瑜伽的结缘是在2006年的夏天，高考结束后，我"误打误撞"进入了瑜伽馆，开启了人生的瑜伽之旅。初次的"遇见"虽然只是短暂的旅程，却在我心中埋下一颗宝贵的种子。这颗种子多年后引导我再次走进瑜伽馆。坦率地说，直到编辑了这些书籍，我才真正开始了解瑜伽，认识到辅具可谓"包罗万象"，而辅具的意义也不仅限于"帮你一把"。认识到如何享受瑜伽体式中的痛疼，如何感知身体，感知"连接"。与瑜伽，特别是与艾扬格瑜伽结缘，不仅对我的生活产生了积极影响，而且使我的生命得到了升华，让我体验到平凡日子里的另一种"风景"。感谢瑜伽，助我成长，使我欢喜。

　　我们的努力已经得到了读者热情的反馈。好评不断，心存感念。作为瑜伽的习练者、爱好者、受益者，我们愿意持续努力，为读者朋友们提供更多的选择。

　　最后，衷心感谢关心、支持我们的朋友！真诚期待得到您的反馈。如有任何意见和建议，请通过如下邮箱与我们联系：

Yoga_Lab@163.com

王　元

2020 年 9 月